AF543829

DR. MED.

MICHAEL BARCZOK

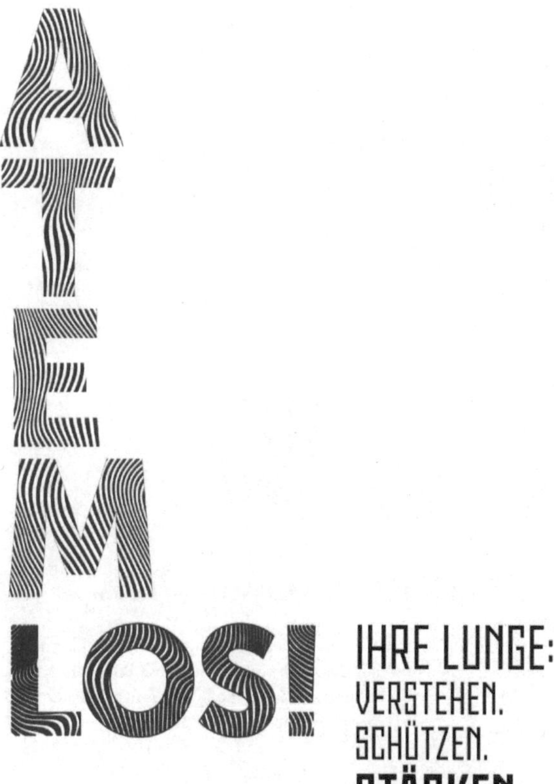

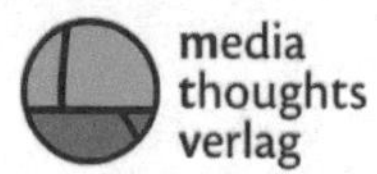

Für meine Frau Susanne

Lektorat: Dr. Thomas Michael Glaw, Ulrike Parnow

Bibliografische Information der Deutschen Nationalbibliothek:
Die Deutsche Nationalbibliothek verzeichnet diese Publikation in der Deutschen Nationalbibliografie; detaillierte bibliografische Daten sind im Internet über http://dnb.de abrufbar

1. Auflage
Dr. Glaw + Lubahn GbR – Mediathoughts Verlag

Printed in Germany

ISBN: 978-3-947724-43-7

Vorwort

Wurden Sie heute schon daran erinnert, dass Sie eine Lunge haben? Ja?

Dann stimmt womöglich etwas nicht. Wenn sich Ihre Lunge mit Husten, Atemnot, Verschleimung oder ungewöhnlichen Geräuschen meldet, hat dies einen Grund. Im besten Fall eine harmlose Bronchitis. Doch auch Asthma, COPD oder andere Erkrankungen der Lunge beginnen häufig so. Verhält sich Ihre Lunge dagegen unauffällig, bedeutet das nicht, dass sie nichts tut. Im Gegenteil!

Ob wir schlafen oder Marathon laufen, die Sauerstoffzufuhr funktioniert normalerweise reibungslos. Wir atmen Sauerstoff ein und entsprechend verbrauchtes Kohlendioxid aus, kurzum: Unsere Lunge ist ein Meisterwerk der Evolution, geschaffen dafür, dass wir alle Organe genügend mit Sauerstoff versorgen – Sauerstoff der in jeder Zelle Tag und Nacht ausreichend zur Verfügung stehen muss.

Mit diesem Buch möchte ich Ihre Wahrnehmung für das Atmen schärfen, Ihnen zeigen, wie Sie die Kraft einer ruhigen Atmung freisetzen und wie Sie kleine und große Probleme für Ihre Lunge rechtzeitig erkennen und beseitigen.

Als ambulant tätiger Lungenspezialist habe ich in den letzten Jahrzehnten etwa 80.000 Patienten mit Erkrankungen der Bronchien und der Lunge untersucht und behandelt, Schulungsprogramme entwickelt und zahllose Fragen rund um die Lunge beantwortet.

Vor allem habe ich immer wieder fest festgestellt, dass viele Patienten recht wenig über die Lunge und deren Erkrankungen wissen. Kurze Erklärungen in der Sprechstunde reichen nicht aus, um langfristige Vorgänge zu verstehen und notwendige Konsequenzen nachzuvollziehen. Das ist jedoch bei Behandlung gravierender Erkrankungen wie Asthma, COPD oder Schlafapnoe unbedingt erforderlich.

Meine Frau, die Atemtherapeutin Susanne Menrad-Barczok, hat meinen Blick für das Atmen maßgeblich erweitert. Jenseits von Messwerten, Medikamenten und technischen Prozeduren öffnet die Atemtherapie einen eigenen komplementären Zugang, um Menschen in ihrer buchstäblichen Atem-Not effektiv und anhaltend zu helfen. Ihr ist dieses Buch gewidmet.

Dr. med. Michael Barczok

1. Powerorgan Lunge

Zwischen 10.000 und 15.000 Kubikmeter Luft pumpen wir durch unsere Lunge, um den täglichen Bedarf an Sauerstoff zu decken. Würde man alle Lungenbläschen aufschneiden und sie auseinandergefaltet nebeneinanderlegen, entstünde die Oberfläche eines Fußballfeldes Diese Fläche benötigen wir, um ausreichend Sauerstoff für unseren Körper bereitzustellen.

Wir können Wochen ohne Nahrung überleben, Tage ohne Wasser, aber nur wenige Minuten, ohne zu atmen. Dann stellen erst das Gehirn und in der Folge alle anderen Organe unwiderruflich ihre Funktion ein. Wie ein Computer ausfällt, wenn plötzlich der Stecker gezogen wird, so erlischt das Leben in uns, wenn die Lunge, aufhört zu atmen. Es ist daher kein Wunder, dass Störungen der Atemfunktion vom Gehirn sofort als bedrohlich erlebt werden.

Die Atmung ist alles, Anfang und Ende des Lebens.

Einatmen, Ausatmen, kurze Pause – ein ewig gleicher Kreislauf, vom ersten Schrei nach der Geburt bis zum letzten Atemzug. Wenn wir achtzig Jahre alt sind, hat die ›Atempumpe‹ etwa 600 bis 700 Millionen Mal den lebensnotwendigen Sauerstoff in unseren Körper befördert. Ohne Unterbrechung, ohne Urlaub, dynamisch angepasst an den Bedarf zwischen Schlaf und körperlicher Belastung.

Das Bild der Pumpe erweckt den Anschein, dass es sich beim Atmen um einen rein mechanischen Vorgang handelt. Dem Atem wohnt aber auch eine mystische Bedeutung inne. Lungenärzte wie ich nennen sich ›Pneumologen‹. Das griechische Wort Pneuma steht dabei für den Atem ebenso wie für den Geist und die Seele. Gott haucht Adam den ›Lebensodem‹ ein, und der erste Schrei eines Neugeborenen ca. 20 Sekunden nach der Geburt, das erste ›Atemholen‹, ist gleichsam eine sich ewig wiederholende Erneuerung des Schöpfungsaktes. Wir ›schöpfen Atem‹ und befeuern damit ›für einen Atemzug‹ die Energiegewinnung in unserem Körper. Urängste kommen sofort hoch, wenn wir ›um Atem ringen‹ oder an ›den letzten Atemzug‹ denken. Noch heute gilt der Spiegeltest als einer der wichtigsten Lebensbeweise: Man prüft, ob ein vor den Mund gehaltener Spiegel durch den Atem beschlägt. Bleibt dieses Zeichen aus, ist klar, dass die Atempumpe stillsteht und das Leben schwindet, wenn dem Körper nicht sogleich neuer Atem gespendet wird.

Das Motto der amerikanischen Atemwegsliga (American Lung Association) bringt es auf den Punkt:
When you can´t breathe, nothing else matters.

1.1 Die Lunge verstehen: Eine Tour durch das Atemsystem

Das Kanalsystem unserer Lunge

Stellen wir uns vor, wir hätten eine kleine Mini-Drohne zur Verfügung, nicht größer als eine Hautschuppe. Klein genug, um mit ihr tief in die Lunge hineinzufliegen bis in die kleinsten Lungenbläschen und die in der Lage ist, davon Bilder auf ein Smartphone zu übertragen.
Plötzlich ist da ein ungeheurer Sog, ein Luftstrudel erfasst

unsere Mini-Drohne und sie wird in eines von zwei riesigen Löchern gerissen. Sie ist in unserer Nase gelandet. Unvermittelt taucht ein zerklüftetes Gebirge vor ihr auf. Auf den Bergen wuchert ein Dschungel, beinahe verfängt sie sich im undurchdringlichen Dickicht. Die Luft erinnert an die Tropen, ist heiß und feucht, die Felswände sind bedeckt mit schleimig-glasigen Sekret, darunter wogen Felder biegsamer Halme. Ein faszinierender Anblick, nicht wahr? Genauso ergeht es Bakterien oder Viren, die wir durch die Nase einatmen. Unsere Nase erfüllt als Eingangstor zur Lunge eine Vielzahl von Aufgaben. Der dreistöckige Verbindungsgang führt von den Nasenlöchern zum harten Gaumen und lässt dabei einen Vorraum zu unserer Lunge entstehen, in dem die Luft von Schadstoffen befreit, angefeuchtet und auf Körpertemperatur angewärmt wird. Die Nase funktioniert ähnlich wie eine Klimaanlage.

Wie oft bei Körperfunktionen merken wir erst dann, wie ausgeklügelt das ganze System ist, wenn etwas nicht wie gewohnt funktioniert.

Ist zum Beispiel unsere Nase verstopft, müssen wir durch den Mund atmen und bemerken schnell, wie unser Mund austrocknet und die Luft kalt und beißend in unseren Bronchien brennt: eine Situation, in der wir uns schnell unwohl fühlen und Bakterien oder andere Eindringlinge leichtes Spiel haben, das lahmende, ›erkältete‹ Immunsystem zu überwältigen.

Die Mini-Drohne fliegt als Nächstes an der Zunge vorbei, in der hinten eine Reihe kleiner Vertiefungen sichtbar wird, die für wichtige Geschmackseindrücke wie ›sauer‹ verantwortlich sind. Gleich dahinter ragen rechts und links gewaltige, zerklüftete und mit allerlei Zellen bewachsene

Felsbrocken auf: unsere Rachenmandeln. Meist sind sie klein und zurückgezogen, bei manchen Menschen aber sind sie vom jahrelangen Kampf zerfurcht und vernarbt und ragen wie alte Felsabbrüche in den Luftkanal hinein, immer bereit, Feinde schnell abzufangen und zu vernichten. Die Mandeln bewachen den Zugang zu unseren empfindlichen, komplizierten und gegenüber Feinden weitgehend wehrlosen inneren Organen.

Plötzlich beschleunigt sich der Flug der Drohne. Zwischen zwei glatten Wänden, die sich dauernd verengen oder erweitern, unseren Stimmbändern, fällt sie in einen riesigen, breiten Schacht hinein. An dessen Rändern schimmern wuchtige rundliche Knorpelspangen wie Rohrelemente durch.

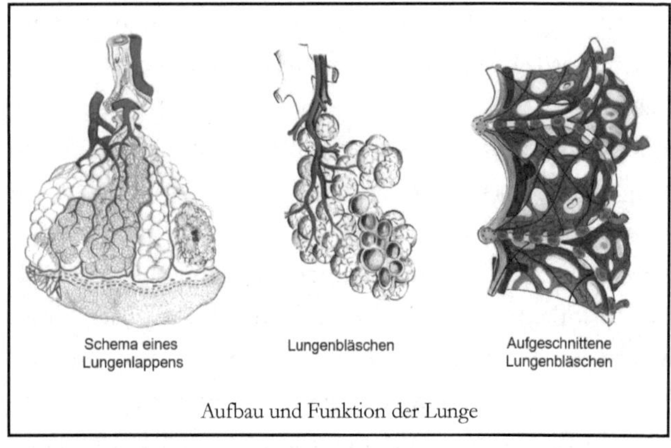

Aufbau und Funktion der Lunge

Willkommen in der Luftröhre.

Die Innenseite der Röhre schimmert feucht. Wenn wir genau hinsehen, sehen wir in der Tiefe kleine peitschenförmige Flimmerhärchen, die laufend von unten nach oben schlagen. Die feinen Härchen schlängeln nicht durcheinander, sie arbeiten koordiniert und transportieren eine Vielzahl unterschiedlich großer Steine und Brocken.

Sie funktionieren wie ein gigantisches Förderband von unten nach oben – eine Art Müllabfuhrsystem unseres Körpers. Mit jedem Atemzug atmen wir Staubpartikel unterschiedlicher Größe, Bakterien, Viren, Pollen und viele andere Partikel ein.

Unter ihnen sind auch Erreger, die unseren Körper bedrohen und deshalb schnellstmöglich aus der Lunge entfernt werden müssen. Dafür gibt es Flimmerhärchen überall auf unseren Schleimhäuten, egal ob in der Nase oder in den Bronchien. Nur sie sind in der Lage, schnell und effektiv Fremdkörper, die im Schleim hängengeblieben sind, gezielt nach oben zu transportieren.

Dieses Reinigungssystem arbeitet klaglos Tag und Nacht und ist ein wichtiger Bestandteil unseres Abwehrsystems.

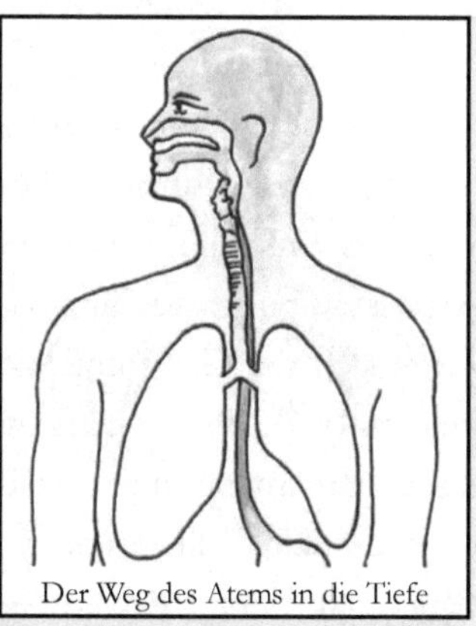
Der Weg des Atems in die Tiefe

Das Bild erinnert mich an meine ersten Bronchoskopien als junger Assistenzarzt. Dabei wird nach örtlicher Betäubung ein dünner, biegsamer Schlauch, das Bronchoskop, über Nase oder Mund in die Luftröhre eingeführt. Dann inspiziert man im Licht der Glasfaseroptik das Innere der Bronchien auf der Suche nach Entzündungsherden oder Tumoren.

Mir fiel auf, wie bei einem starken Raucher im kalten Licht des Bronchoskops die Schleimhaut der großen Bronchien zu leben schien. Eine Vielzahl unterschiedlich großer schwarzer Körnchen wurde im Zickzackkurs von unten nach oben transportiert und sammelte sich vor dem Hindernis des Untersuchungsgerätes.

Auf den erstaunten Blick zu meinem Oberarzt bekam ich die Antwort: ›Tja, so sieht es in den Bronchien einer Raucherlunge aus. Verzweifelt versucht die Lunge, ein wenig Teer loszuwerden, aber leider bringt das nicht viel, weil die meisten Flimmerhärchen hier schon am Ende sind.‹
Ich habe damals noch geraucht und nahm mir wieder einmal vor, das Rauchen aufzugeben. Leider habe ich das erst Jahre später geschafft.

Aber zurück zu unserer Drohne, die auf der Reise in die Tiefe an eine Verzweigung gelangt, die rechts und links in die beiden großen Lungenlappen führt. Gleich dahinter gabelt sich das System wieder. In Windeseile schießt die Drohne in ein Labyrinth immer kleiner und dünner werdender Röhrchen. Die großen Knorpelspangen der Luftröhre hat sie hinter sich gelassen, in steigender Geschwindigkeit jagt sie durch ein enger werdendes Gangsystem, das sich pulsierend erweitert und verengt.
Mehr als fünfzehn Verzweigungen liegen hinter ihr, der Gang ist nur noch so dünn wie eine Bleistiftmine. Plötzlich weitet sich der Gang und die Drohne fällt in eine große weintraubenförmige Struktur. Deren Wand besteht aus einem pergamentdünnen Häutchen, durch das von außen auf einer Seite hellrotes und auf der anderen Seite dunkelblaues Blut hindurchschimmert. Die Drohne ist am Endpunkt ihrer Reise angelangt, an einem Lungenbläschen, genauer gesagt an einem von etwa 300 Millionen Lungenbläschen, die die Gesamtheit unserer Lungen ausmachen.
Hier kommt der Luftstrom für kurze Zeit zur Ruhe, und wir können die Wand unseres Lungenbläschens genauer betrachten. Wir sehen, wie Sauerstoffmoleküle, die mit der Drohne in das Lungenbläschen hineingerauscht sind,

durch die Wand ins Blut hinein verschwinden. Auf der anderen Seite scheinen Kohlendioxid-Moleküle aus der Wand zu quellen. Sie sammeln sich auf dem Boden des Lungenbläschens und warten darauf, beim Ausatmen aus der Lunge entfernt zu werden.

Immer wieder höre ich die erstaunte Frage: ›Herr Doktor, an der Lunge fehlt mir nichts, oder? Das ist doch eine Bronchitis und nichts an der Lunge?‹

Viele Menschen sind der Meinung, Bronchien und Lunge seien zwei verschiedene Organe. Das ist nicht der Fall. Die Bronchien enden in den Lungenbläschen. Oft wird die Lunge als Baum dargestellt, dessen Stamm, Äste und Zweige die Bronchien sind und dessen Blätter dann die Lungenbläschen darstellen. Die Bronchien verzweigen sich in der Lunge und werden zum Rand hin immer feiner und kleiner. Sie enden dort, wo Sauerstoff an das Blut und verbrauchtes Kohlendioxid wieder zurück an die Bronchien abgegeben werden.

Bronchien und Lungengewebe bilden eine Einheit, es hat wenig Sinn, sie getrennt voneinander zu betrachten.

Erkrankungen, die über längere Zeit die Bronchien schädigen, führen über kurz oder lang zu Schäden am Lungengewebe.

Was vielen nicht bewusst ist: Unser Körper ist nicht in der Lage, Bronchien oder Lungenbläschen neu zu bilden. Deshalb muss man die Bronchien schützen und Erkrankungen der Bronchien früh und effektiv zu behandeln. Nur so kann man irreversible Schäden vermeiden.

Der große und der kleine Kreislauf

Wir haben gesehen, dass in den Lungenbläschen der lebenswichtige Austausch von Sauerstoff und Kohlendioxid stattfindet. Herz und Lunge arbeiten dabei Hand in Hand. Bei jedem Herzschlag wird nicht nur Blut aus der linken Herzkammer in den Körper gepumpt, sondern auch verbrauchtes Blut aus der rechten Herzkammer durch die Lunge hindurch befördert und dabei mit neuem Sauerstoff versorgt. Man spricht deshalb auch vom Herz-Lungenkreislauf.

Um diesen Bereich unserer Lungen kennenzulernen, wirft unsere Drohne ihre Propeller ab und wird zu einem kleinen U-boot, das in der Lage ist, in den Blutkreislauf einzutauchen. Wir hören das laute Pochen der auf- und zuschlagenden Herzklappen, sobald wir uns in den Blutstrom begeben.

Das Blut um uns herum ist dunkelblau, fast schwärzlich, es stammt aus den Tiefen unseres Körpers, dem Darm, den Beinen und der Leber. Es wird aus der rechten Herzkammer durch die sich öffnende rechte Herzklappe aus dem Herzen heraus in die Lungengefäßbahnen gepresst. Sprudelnd und gurgelnd geht es durch ein Labyrinth sich ständig verjüngender Gefäße weiter. Es dauert nicht lange, bis die Gefäße so klein sind, dass unser U-Boot, das so groß ist wie ein rotes Blutkörperchen, kaum hindurchpasst.

Der Blutstrom wird deutlich langsamer, und die Schwärze des Blutes um uns herum nimmt ab. Sauerstoffmoleküle quellen in großer Zahl durch die Wand der Lungenbläschen, zwischen denen wir uns hindurchschlängeln. Wie ein Regenschauer hüllt uns der Sauerstoff ein, jedes rote Blutkörperchen vor und hinter uns rafft gierig den

Sauerstoff an sich. Voll geladen mit Sauerstoff passieren rote Blutkörperchen mit uns gemeinsam die Engstellen zwischen den auch Alveolen genannten Lungenbläschen. Danach finden sie zurück in größere Gefäßstrukturen, in denen das Blut wieder deutlich schneller dahinschießt. Immer größer werden die Gefäße, immer schneller fließt das Blut, bis wir uns scheinbar einem Wasserfall nähern. Ein ungeheurer Sog zerrt an unserem Gefährt, und mit einem lauten Geräusch krachen wir in eine große Höhle, den Vorhof der linken Herzkammer, um gleich danach durch die nächste Klappe in die linke Herzkammer geschleudert zu werden. Hier wird unser Boot hin und her geworfen, kommt für einen kurzen Moment zur Ruhe und wird anschließend durch die Aortenklappe in die große Hauptschlagader des Körpers geschleudert. Und von dort aus kann es überall hingehen, bis in den kleinsten Winkel des Körpers.

So funktioniert der Kreislauf des Lebens in unserem Körper: Die vielen roten Blutkörperchen kommen ohne Sauerstoff, vollgeladen mit Kohlendioxid in der rechten Herzkammer an. Der kurze Ausflug in die Lunge reicht aus, um verbrauchte Gase abzugeben und lebensspendenden Sauerstoff aufzunehmen. So vollgeladen werden sie aus der linken Herzkammer in den Körper geschickt, um sich wenig später wieder mit einer neuen Ladung Kohlendioxid vor der rechten Herzkammer einzufinden. Nächster Herzschlag. Ein Kreislauf, der in Ruhe zwischen fünfzig und achtzigmal in der Minute abläuft und dafür sorgt, dass jede Zelle im Körper den Sauerstoff bekommt, den sie benötigt.

Eine kranke Lunge macht das Herz krank

Schäden am Lungengewebe haben auch Rückwirkungen auf die Blutgefäße in der Lunge. Nimmt das Lungengewebe ab, verringert sich die Zahl der Blutgefäße und damit steigt der Druck in den verbleibenden Blutgefäßen, die die Lunge durchziehen. Die rechte Herzkammer muss diesen Druck aushalten, ist dafür allerdings nicht ausgelegt. Das rechte Herz pumpt zwar die gleiche Blutmenge wie das linke, das Blut legt aber nur eine kleine Wegstrecke durch ein schwammartiges Organ zurück (kleiner Kreislauf). Das linke Herz muss den gesamten Organismus versorgen (großer Kreislauf). Der Druck in der rechten Herzkammer liegt bei etwa 15 mmHg, das entspricht 10% des Drucks in der linken Herzkammer. Zusätzliche Druckbelastungen sind für das rechte Herz daher sehr gefährlich.

Seit kurzem verfügen wir über Medikamente, die den Blutdruck in den Blutgefäßen der Lunge senken. Damit können wir die Probleme erheblich verringern.

Auch Sauerstoff ist ein hervorragendes Medikament, um die Druckbelastung für das rechte Herz zu vermindern. In Anwesenheit von Sauerstoff erweitern sich die Blutgefäße in der Lunge. Dadurch nimmt die Druckbelastung für den rechten Herzteil ab, eine optimale Lösung der Natur.

Jenseits der Lungenbläschen

Könnte die Minidrohne ein kleines Loch in ein Lungenbläschen schneiden und hineinfliegen, dann würde sie in einem Geflecht elastischer Bänder landen, dem lockeren Bindegewebe, das zwischen den Lungenbläschen liegt. Liegt das Loch am Rand der Lunge, dann stoßen wir auf ein dünnes, zähes Häutchen: das Lungenfell, das die Medizin ›Pleura‹ nennt.

Den Stoß gegen das Lungenfell würden wir wahrscheinlich bemerken, denn der Aufprall würde einen kurzen, heftigen Schmerz verursachen. Im Gegensatz zum Lungengewebe, das weitgehend schmerzunempfindlich ist, ist das Lungenfell außerordentlich schmerzempfindlich.

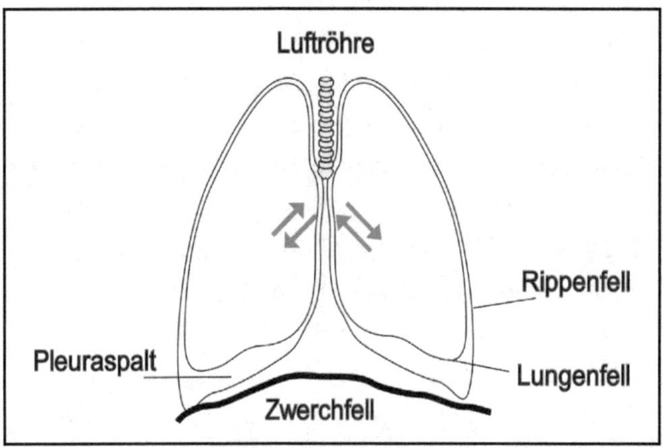

Was sich dann dahinter auftut, ist ein mit Flüssigkeit gefüllter schmaler Spalt. Unmittelbar gegenüber befindet sich ein ähnliches Häutchen als Auskleidung des Brustkorbs. Dann bilden Rippen und Muskeln die äußere Wand unseres Brustkorbs. Der sogenannte ›Pleuraspalt‹ zwischen den beiden ›Pleurahäutchen‹ (Rippen- und Lungenfell) enthält einen dünnen Flüssigkeitsfilm und steht unter einem leichten Unterdruck.

Das löst gleich zwei Probleme auf einmal: Zum einen sorgt der Flüssigkeitsfilm dafür, dass die Lunge beim Atmen problemlos am Brustkorb entlanggleiten kann und trotz aller Empfindlichkeit keine Schmerzen verursacht. Zum anderen wird das schwammartige, luftdurchflutete Gewebe der Lunge durch den Unterdruck aufgespannt und aufgehalten und folgt beim Atmen den Bewegungen des Brustkorbs und des Zwerchfells.

Was das bedeutet, wird klar, wenn der Unterdruck verloren geht. Wird das Rippenfell bei einem Unfall oder durch einen Messerstich verletzt, fällt die Lunge in sich zusammen und ist dann kaum noch faustgroß. Sie ist nicht mehr in der Lage, die kunstvoll gefaltete Struktur der Lungenbläschen aufrechtzuerhalten. Sie kleben sofort zusammen und stehen nicht mehr für den Sauerstofftransport zur Verfügung. Fallen beide Lungen zusammen, ist Leben nur möglich, wenn der Organismus von außen mit Überdruck beatmet wird, wie es bei einer Operation am offenen Brustkorb erfolgt. Bei großen Operationen, etwa am Herzen, kann darüber hinaus die Gesamtfunktion der Lunge von außen durch eine sogenannten Herz-Lungen-Maschine übernommen werden, wobei all das, was unser Körper oder unsere Lunge sonst von alleine bewältigt, dann von einer komplizierten, computergesteuerten Maschine vorübergehend ersetzt wird.

Zurück zu unserem Lungenbläschen. Über die Kamera unserer Minidrohne sehen wir wie durch ein Fenster in einem Lungenbläschen in den Pleuraspalt hinein und erkennen das Rippenfell sowie gegenüberliegend das Lungenfell, das den Brustkorb auskleidet. Unten in der Tiefe bietet sich uns ein neues Bild. Milchig schimmert eine große Muskel-Sehnen-Platte herauf, das Zwerchfell. Es ist ebenfalls vom Häutchen der Pleura überzogen und trennt wie eine gewaltige Kuppel den Brustkorb zum Bauch hin ab. Was wir da sehen, könnte man als den Blasebalg unserer Lunge bezeichnen.

Das Zwerchfell teilt Brustkorb und Bauch voneinander und ist der wichtigste Muskel, wenn es um unsere Atmung geht. Der gesamte Brustkorb ist nach unten hin durch das Zwerchfell abgesichert, es gibt nur wenige kleine Öffnungen in dieser Trennwand. Zum einen die Speiseröhre, die vom Mund kommend durchzieht, um dann in den Magen zu münden, und die große Hauptschlagader, die das Blut vom Herzen in den unteren Teil des Körpers transportiert. Auf der anderen Seite verläuft die große Hohlvene, die verbrauchtes Blut wieder zum Herzen zurückbringt und weitere Strukturen wie Lymphgefäße, die ebenfalls die Trennwand passieren dürfen. Dass Brustkorb und Bauchraum rigoros getrennt sind, hat gute Gründe.

Das Zwerchfell hat eine wichtige Funktion. Unsere Lunge kann nicht allein atmen, denn sie verfügt über keinerlei Muskeln. Wir atmen, indem der Brustkorb sich dehnt und das Zwerchfell die Lunge gleichzeitig nach unten zieht. So saugen wir mit großer Kraft Luft in die Lunge hinein. Wenn wir ausatmen, ist das ein passiver Vorgang. Die Lunge fällt zusammen, der Brustkorb wird schmaler, das Zwerchfell tritt wieder nach oben und drückt die Luft aus den Lungenbläschen mit sanftem Druck über die Luftröhre wieder nach oben. Man kann sich diesen Vorgang gut wie einen Blasebalg vorstellen, der rhythmisch betätigt wird und die Luft durch unsere Bronchien hindurch ansaugt und wieder abgibt.

Funktioniert dieser Blasebalg nicht, haben wir eine lebensbedrohliche Situation. Auch wenn ein Teil des Blasebalgs ausfällt, weil beispielsweise ein Teil des Zwerchfells gelähmt ist, kommt es zu erheblichen Beeinträchtigungen. Während der gesunde Teil noch funktioniert, pendelt die Lunge im erkrankten Teil passiv mit. Der halbe Blasebalg fällt aus, und es kommt bei körperlicher Belastung zu schwerwiegenden Einschränkungen. Wir sind schnell außer Atem und fühlen uns schlapp. Fällt der Blasebalg links und rechts aus, muss man die Lunge zusätzlich beatmen, um ihre Funktion zu erhalten.

1.2 Die Atmung

Das Atemzentrum – der Autopilot unserer Lunge

Sie kennen das: Wenn man im Schwimmbad lange tauchen will, stellt man sich an den Beckenrand, atmet für ein paar Sekunden schnell tief ein und aus und springt dann ins Wasser. Was passiert dabei? Einerseits nehmen wir verstärkt Sauerstoff auf, den wir leider nur in geringem Umfang speichern können. Andererseits entfernen wir Kohlendioxid schnell aus dem Körper. Das führt dazu, dass der Drang, wieder aufzutauchen, eine Zeitlang unterdrückt wird, denn es ist der steigende Kohlendioxidgehalt im Blut, der uns zwingt, wieder Luft zu holen. Das Atemzentrum schlägt Alarm, und wir tauchen wieder auf.

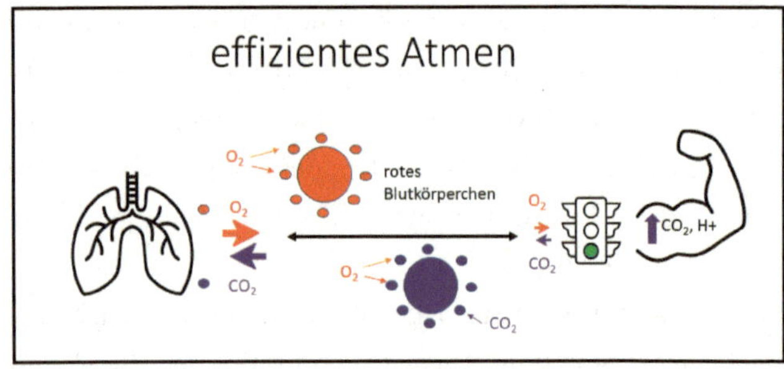

Unser Körper verbrennt Kohlenhydrate, Fett oder Eiweiß unter Einsatz von Sauerstoff, den er über die Lunge erhält. Dabei entsteht Energie für die Zellen. Es entstehen aber auch Abfallprodukte, vor allem Kohlendioxid (CO2) und Wasser. Der größte Teil des CO2 wird über die Lunge ausgeschieden. Ein Teil des CO2 löst sich im Blut, und aus Wasser und CO2 entsteht Kohlensäure. Der Teil, der als Kohlensäure im Blut gebunden bleibt, ist mit dafür verantwortlich, dass unser Blut einen stabilen Säuregrad besitzt. Das ist wichtig, da viele Abläufe in unserem Körper auf eine exakte Regelung des sogenannten ›Blut-pH‹, des Säuregrads unseres Blutes, angewiesen sind.

Unsere Atmung und der Kohlensäuregehalt in unserem Blut hängen eng zusammen und werden maßgeblich durch unser Atemzentrum gesteuert. Es liegt am Eingang zum Kleinhirn, dort, wo alle lebenswichtigen Vorgänge wie Herzfrequenz, Blutdruck und Körpertemperatur geregelt werden. Auf die meisten dieser Vorgänge haben wir keinen oder nur begrenzten Einfluss. Wir können weder unser Herz anhalten noch die Körpertemperatur beliebig steigen und fallen lassen. Was wir können, ist, die Atmung anzuhalten oder – wie gerade am Beckenrand – zu beschleunigen und tiefer zu atmen. Im Alltag denken wir darüber nicht nach. Wir atmen so, wie es gerade notwendig ist. Läuft man eine Treppe hinauf, muss man mehr atmen, sitzt man im Sessel oder schläft, wird die Atmung heruntergeregelt.

Normalerweise funktioniert das problemlos. Zwerchfell, Brustkorb und Lunge arbeiten nach den Vorgaben des Atemzentrums im Zentralnervensystem. Könnten wir nur bewusst atmen, müssten wir die Versorgung unseres Körpers mit Sauerstoff selbst steuern. Dann wäre an Schlaf nicht zu denken – das Atemzentrum ist im wahrsten Sinne des Wortes alternativlos für unser Überleben.

Manchmal kann es dennoch geschehen, dass die Atemregulation aus dem Lot gerät. Die Impulse, die von diesem Regler ausgehen, stimmen dann nicht mehr. Obwohl kein erhöhter Atembedarf besteht, wird plötzlich eine erhöhte Nachfrage gemeldet. Dadurch wird die Atmung beschleunigt und vertieft. Dieses Phänomen nennen wir Hyperventilation.

Hyperventilation oder ›Dysfunktionelle Atmung‹

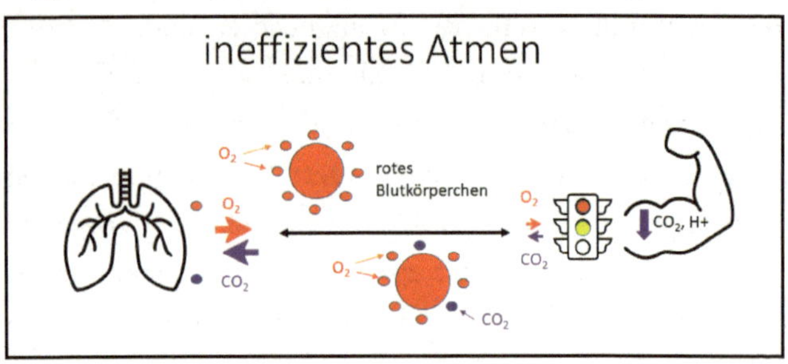

Sie können selbst versuchen, was geschieht, wenn Sie schnell tief ein- und ausatmen. Lassen Sie es bitte bei einigen wenigen Atemzügen bewenden, denn die Folgen können unangenehm werden. Schnell werden Sie merken, dass Ihnen schwindelig wird, man bekommt Herzklopfen, die Hände werden feucht und fangen an zu zittern. Wenn man sich nicht schnell hinsetzt oder -legt, kann das unerfreulich werden.

Was ist passiert? Durch das schnelle Atmen haben wir zu viel Kohlendioxid aus dem Körper entfernt, der Säuregehalt im Blut sinkt und manche Körpervorgänge werden gestört. Solange wir das als Experiment durchführen, ist das nicht schlimm. Zahlreiche Menschen erleben jedoch regelmäßig Angstattacken, weil sie unter Hyperventilationsanfällen leiden und fürchten zu ersticken.

Stellen Sie sich vor, Sie lesen ein Buch und merken plötzlich, dass Sie nicht richtig durchatmen können. Manche Patienten sagen, dass Sie das Gefühl haben, zusätzlich gähnen oder Luft holen zu müssen. Dadurch sinkt der

Kohlendioxidgehalt ab, erste Symptome einer Hyperventilation entstehen. Dummerweise ist unser Atemzentrum, das das Ganze steuern soll, in einer solchen Situation überfordert. Anstatt das Signal zu geben, langsamer zu atmen, ruhiger zu werden, erfolgt oft das Gegenteil: Angst und Panik bricht aus, manche Menschen stürzen ans Fenster, ringen nach Luft und je mehr sie dies tun, desto schlimmer wird es – ein Teufelskreis entsteht. Am Ende landen Patienten mit einer Hyperventilation unter Umständen beim Notarzt oder in der Notaufnahme eines Krankenhauses. Werden sie untersucht, findet man - nichts. Jedenfalls nichts an Lunge oder Herz. Die Probleme verursacht nicht die Lunge, sondern die Steuerung des Atmens. Man nennt diese ineffektive Form der Atmung daher auch ›dysfunktionelle Atmung‹. Die einzig auffälligen Werte finden sich dabei in Form sehr hoher Sauerstoffwerte im Blut, sehr niedriger Werte für das CO2 und Auffälligkeiten beim Säuregrad des Blutes.

Die zwei Phasen der Atmung

Das kann zu Problemen mit der zweiten Phase der Atmung führen, der Verwertung von Sauerstoff in den Zellen unserer Muskeln und Organe. Um das zu verstehen, müssen wir uns näher mit dieser zweiten Phase beschäftigen.

Den Transport von Sauerstoff aus der Lunge in die Muskulatur übernimmt das Hämoglobin, der rote Blutfarbstoff. Das Hämoglobin gibt Sauerstoff in das Gewebe ab, wenn dort die Signale auf ›Grün‹ stehen. Das ist der Fall, wenn der Muskel ›arbeitet‹, und deshalb der Gehalt an CO2 hoch und das Gewebe durch Milchsäure übersäuert ist.

Das Hämoglobin gibt den mitgebrachten Sauerstoff in das Gewebe ab, nimmt das vorhandene CO2 auf und transportiert gleich noch die Säure-Moleküle mit ab.
Wenn die erste Phase der Atmung nicht richtig funktioniert, weil das Atemzentrum einen zu schnellen Atemtakt vorgibt, führt das folgendem Problem:
Der erniedrigte CO2-Gehalt in Blut und Gewebe stellt das Signal für die Sauerstoffabgabe auf ›Rot‹. Das Hämoglobin kann kaum Sauerstoff abgeben, dadurch fehlt der Platz, um CO2 und Säuremoleküle aufzunehmen. Die roten Blutkörperchen kehren vollgeladen mit Sauerstoff zur Lunge zurück. Damit entsteht eine eigenartige Situation: Muskulatur und Organe leiden unter Sauerstoffmangel, obwohl in der Lunge und im Blut gute Sauerstoffwerte gemessen werden können. Das erklärt viele Beschwerden, die bei Patienten mit einer ›Fehlatmung‹ zu beobachten sind.

- Müdigkeit
- Schwindel
- Kopfschmerzen
- Fehlende Belastbarkeit

Auch das sogenannte ›Fatigue-Syndrom‹, das wir zunehmend als Folge einer Corona-Infektion sehen, ist wohl in diesem Zusammenhang zu sehen. Manche Patienten klagen nach einer Corona-Infektion über Atemnot und unklare Belastungsprobleme, ohne dass schwerwiegende Ausfälle in der Lungenfunktion nachweisbar sind. Typisch ist auch in diesen Fällen, dass der Sauerstoffgehalt eher hoch und der CO2-Gehalt eher niedrig ist. Durch Medikamente lässt sich diese Erkrankung nicht gut behandeln, wohl aber durch Atemtherapie.

Sicher kennen viele von Ihnen den Tipp mit der Papiertüte: Man atmet in eine aufgefaltete Papiertüte ein und aus und nach ein paar Atemzügen bessern sich die Beschwerden meist schnell.
Warum ist das so? Wenn man sich eine Papiertüte vor den Mund hält (keine Plastiktüte, die sich ansaugt, und bitte die Tüte vor den Mund und nicht über den Kopf) und ruhig ein- und ausatmet, atmet man einen Teil des ausgeatmeten Kohlendioxids wieder zurück. Dadurch steigt der Kohlendioxidgehalt im Blut wieder an und die unangenehmen Symptome der Hyperventilation werden gelindert.
Allerdings gehört Überwindung dazu, in einem Moment, in dem man ausgeprägte Atemnot erlebt, in eine Papiertüte zu atmen. Vielen Patienten ist es daher angenehmer, in die schalenförmig vor dem Gesicht gefalteten Hände zu atmen. Dadurch wird eine ähnliche Wirkung erreicht wie durch eine Papiertüte. Man kann sich damit aber unauffällig behelfen. Selbst im Büro, in der Schule oder der Straßenbahn ist es möglich, die Hände vor dem Mund zu falten und langsam ein- und auszuatmen. Ein Teil des beim Ausatmen freigesetzten Kohlendioxid wird dadurch wieder rückgeatmet, man kann meditativ die Atmung beruhigen, Panik und Angst verschwinden. Wichtig dabei ist, einen Rhythmus von eins zu zwei einzuhalten, also doppelt so lange auszuatmen wie einzuatmen, und immer wieder eine Pause einzulegen. So steigt der Kohlendioxidgehalt in der Atemluft schneller wieder an.
Sobald die Konzentrationen von Sauerstoff und Kohlendioxid wieder im Lot sind, verringern sich die Beschwerden. Sinnvoll ist für Patientinnen und Patienten, die häufiger unter einer Hyperventilation leiden, der Kontakt mit einer atemtherapeutischen Praxis. Es gibt eine ganze Reihe von Atemübungen, die man in Problemsituationen schnell und effektiv einsetzen kann.

Damit diese im Notfall sicher greifen, ist es zweckmäßig, diese Übungen im Alltag immer wieder zu nutzen.
Einen ähnlichen Effekt wie die vor dem Mund gefalteten Hände oder eine Papiertüte kann übrigens auch Singen entfalten. Wer singt, muss seine Atemmuskeln und sein Zwerchfell gut kontrollieren, Luft holen und diese gut einteilen, um nicht auf dem hohen C zu ›verhungern‹. Gemeinsames Singen in einem Chor macht Spaß und ist selbst für Menschen, die ein Sauerstoffgerät benötigen, ein befreiendes und soziales Erlebnis. Wir haben in Ulm den ›Chor der Atemlosen‹ gegründet, der von einer Patientin initiiert wurde, atemtherapeutisch und pneumologisch von uns begleitet und mittlerweile von mehr als vierzig Patienten besucht wird.
Singen ist ein hervorragendes Lungentraining! Was man hier einübt, kann man bei der nächsten Belastung sofort nutzen.

1.3 So schützen und stärken Sie Ihre Lunge

Treiben Sie regelmäßig Sport.
Körperlich aktiv bleiben hilft, die Lungenkapazität zu verbessern, indem die Luftaufnahme erhöht und die Zirkulation in der Lunge verbessert wird. Körperliches Training stärkt die Muskeln, die die Atmung unterstützen. Es trägt zudem dazu bei, Müdigkeit zu reduzieren und die Atmung insgesamt zu erleichtern. Die Lunge selbst können wir nicht trainieren, wohl aber die Atemmuskulatur, das Zwerchfell und die Arm- und Beinmuskulatur.
Warum das wichtig ist? Für einen untrainierten Körper ist es aufwendiger, bergauf zu laufen oder Treppen zu steigen als für einen trainierten Organismus. Untrainierte Muskulatur ist weniger effektiv, braucht mehr Sauerstoff und ermüdet schneller. Gerade, wenn die Lungenleistung be-

grenzt ist, ist es daher wichtig, die Effektivität der Muskeln zu verbessern. Auf diese Weise hilft man dem Körper, Alltags-Belastungen zu bewältigen.
Ist die Leistung der Lunge reduziert, sollte man die richtige Sportart zu wählen. Sinnvoll sind alle Sportarten, die ohne plötzliche Akutbelastung auskommen. Günstig sind Wandern, Tanzen, Schwimmen und vor allem Radfahren. Empfehlenswert ist die Nutzung eines E-bike, das Spitzenbelastungen abfängt und selbst sauerstoffpflichtigen Patienten ermöglicht, sich draußen zu bewegen.
Gehen, Joggen, Radfahren oder Schwimmen sollten Sie mindestens 30 Minuten lang an fünf Tagen in der Woche ausüben. Auch Krafttraining mit Widerstandsbändern oder Gewichten hilft, Muskelmasse aufzubauen und damit die Sauerstoffversorgung der Lunge zu verbessern.

Gesunde Ernährung

Ebenso macht sich eine ausgewogene Ernährung mit Obst und Gemüse, das reich an Antioxidantien ist, bezahlt. Der Verzehr hilft bei der Bekämpfung von Entzündungen in der Lunge, die durch Luftverschmutzung verursacht werden und mit der Zeit Schäden verursachen können. Eine Übersicht solcher Lebensmittel finden Sie im Anhang.
Vor allem bei vorgeschädigten Lungen ist es wichtig, sowohl Übergewicht als auch Untergewicht zu vermeiden. Ist man übergewichtig, verschlechtert sich die Effektivität der Atmung. Das Zwerchfell wird nach oben gedrückt, das Lungenvolumen verkleinert sich. Die Lunge kann sich weniger entfalten. Übergewicht führt zudem meistens zum Nachlassen der körperlichen Beweglichkeit. Dadurch wird die Muskulatur weniger trainiert.
Untergewicht auf der anderen Seite führt ebenfalls zu

einem unzureichenden Trainingszustand der Muskulatur. Es kann bei Patienten mit einer fortgeschrittenen Lungenerkrankung zur Folge haben, dass nicht mehr genügend Muskulatur zur Verfügung steht, um Verschlechterungen im Rahmen eines Infektes aufzufangen.
Es gilt also, beiden Extremen aus dem Weg zu gehen und eine ausgewogene Ernährung mit dem Ziel eines stabilen Normgewichtes anzustreben.

Wohnumgebung: Saubere Luftqualität

Eine der komplizierteren Möglichkeiten, die Lunge gesund zu erhalten, besteht darin, sicherzustellen, dass Sie Zugang zu sauberer Luftqualität haben. Das bedeutet, Bereiche mit hoher Schadstoffbelastung wie stark befahrene Straßen und Industriegelände zu meiden. Diese Überlegung gewinnt noch an Bedeutung in Zeiten einer zunehmenden Klimaerwärmung. Überlastete, überwiegend zugebaute Stadtregionen neigen dazu, Hitzespitzen zu entwickeln, die in besseren Lagen durch viel Grün oder Wald gepuffert werden.
Achten Sie auch auf die Wohnqualität ihrer Wohnung. Die Entwicklung von Schimmel in Ecken, an Fensterbrettern oder hinter Schränken zeigt fast immer, dass Baufehler vorliegen. In der Regel hilft auch häufigeres Lüften nicht. Sind Sie Allergiker, Asthmatiker oder leiden Sie an COPD, sollten Sie sich nach einer anderen Wohnung umsehen. Auch für Lungengesunde ist eine feuchte, schimmelige Umgebung ungesund. Entweder gelingt es, die Situation zu sanieren, oder man sollte nach gesünderem Wohnraum suchen.
In Zeiten hoher Energiekosten wird Arbeit und Geld in das Abdichten von Fugen und Ritzen investiert, kaum

gelüftet und die Heizungen heruntergedreht. Dies mag helfen, Heizkosten zu reduzieren. Es birgt aber die Gefahr, der Entwicklung von Schimmel und Feuchtigkeit Vorschub zu leisten. Sie sollten mehrfach am Tag intensiv lüften und auf einen ausreichenden Luftaustausch achten. Vermeiden Sie, dass einzelne Bereiche der Wohnung stark auskühlen. Dies führt zur Kondenswasserbildung in kalten Zimmern und führt unter Umständen zur Schimmelbildung. Lassen Sie sich gegebenenfalls beraten, wie sie eine ausreichende und homogene Heizung trotz steigender Energiekosten erreichen können.

Prävention

Die Stärkung des Körpers im Kampf gegen Infekte ist ein wichtiger Beitrag zur Vorbeugung von Erkrankungen der Bronchien und der Lunge. Ich halte die jährliche Grippeimpfung grundsätzlich für sinnvoll. Für Menschen, die unter Erkrankungen leiden, ist sie aus meiner Sicht ein Muss. In größeren Abständen empfehle ich auch die Impfung gegen Pneumokokken, die Erreger der Lungenentzündung.

Die Corona-Impfung, die über kurz oder lang eine Standardimpfung werden wird, kommt hinzu. Die Diskussion, ob es nicht besser sei, den Körper sich selbst zu überlassen, kann ich nicht nachvollziehen. Der Natur nicht ins Handwerk zu pfuschen, klingt verlockend, bedeutet aber, dass man die verbundenen Risiken akzeptiert. Das Grippevirus kann einen heftigen Verlauf nehmen und führt regelmäßig zu Epidemien mit vielen Todesfällen, auch die aktuellen Corona-Typen sind hierzu nach wie vor in der Lage. Natürlich muss das Risiko möglicher Nebenwirkungen einer Impfung gegen die Risiken einer ungeschützten Infektion abgewogen werden. Für mich überwiegen die Vorteile der Impfung klar.

Zusätzlich zum Impfen können Sie eine Vielzahl von Schutzmaßnahmen aus der sogenannten Komplementärmedizin nutzen. Diese beinhaltet Methoden, die ergänzend zur Schulmedizin eingesetzt werden. In unserem Fall zählen dazu die Inhalation mit Salzlösungen, das Trinken schleimlösender und schleimhautberuhigender Tees und Kneipp´sche Anwendungen. Ich empfehle generell, darauf zu achten, dass die Luft vor allem im Winter ausreichend warm und angefeuchtet ist und dass Sie sich ausreichend Bewegung verschaffen. All dies sind Maßnahmen, die Sie dabei unterstützen, Ihre Lunge gesund zu erhalten.

Holen Sie sich Unterstützung

Unterstützung ist ein wichtiger Faktor für alle, die ihre Lungengesundheit verbessern möchten. Sie kann von Familie, Freunden oder medizinischem Fachpersonal kommen. Es ist wichtig, positive Menschen im Leben zu haben, die bereit sind, zu helfen und zu ermutigen. Auch ein Coaching kann helfen, einen individuellen Plan zu erstellen, der Ihre spezifischen Bedürfnisse und Ziele berücksichtigt. Änderungen des Lebensstils, beispielsweise das Rauchen aufzugeben, gehören ebenso dazu wie eine Trainingsroutine oder gesündere Lebensmittel.

Nutzen Sie Sportvereine, Selbsthilfegruppen oder Social Media; sie bieten Gelegenheit, sich mit anderen zu vernetzen und von deren Erfahrungen zu lernen. Besonders Social Media spielen dabei eine wichtige Rolle, Patienten mit Atemwegserkrankungen zu unterstützen, Hilfe und Beistand von anderen zu bekommen. Hier sind einige Beispiele, wie Social Media dabei helfen kann:

7 Beispiele für die Untersützung von Patienten mit Atemwegs-Erkrankungen:

1. Auf Social-Media-Plattformen finden Sie Informationen und Beiträge von Experten, medizinischen Organisationen und anderen Patienten. So erfahren Sie mehr über ihre Erkrankung, Behandlungsmöglichkeiten und aktuelle Forschungsergebnisse.
2. In Online-Gruppen und Foren für Menschen mit Lungenerkrankungen können Sie Erfahrungen auszutauschen, sich gegenseitig zu unterstützen und Fragen zu stellen.
3. Einige Patienten teilen ihre persönlichen Erfahrungen mit Lungenerkrankungen durch Blogs oder Video-Blogs (Vlogs) auf Social-Media-Plattformen. Diese Beiträge können Ihnen helfen, sich weniger allein zu fühlen und neue Perspektiven zu gewinnen.
4. Mit Awareness-Kampagnen wird das Bewusstsein für Lungenerkrankungen geschärft und Spenden für Forschung und Unterstützung gesammelt. Darüber hinaus wird die Öffentlichkeit für die Probleme sensibilisiert.
5. Auf Social-Media-Plattformen werden virtuelle Veranstaltungen wie Webinaren, Workshops und Konferenzen, die sich auf Lungenerkrankungen konzentrieren, angeboten. Nehmen Sie an solchen Veranstaltungen teil, um ihr Wissen zu erweitern und Kontakte zu knüpfen.

6. Durch das Teilen von Erfolgsgeschichten und positiven Erlebnissen geben Patienten mit Lungenerkrankungen auf Social Media anderen Betroffenen Hoffnung und Motivation. Solche Beiträge können dazu beitragen, dass Patienten den Glauben an ihre eigene Genesung stärken.

2. Die unsichtbaren Gefahren in unserer Luft

Wenige Themen haben die Bundesbürger in den letzten Jahren so intensiv beschäftigt wie die Bedrohung durch Luftschadstoffe. Der Spannungsbogen dieser Thematik reicht von der Frage des Klimawandels bis hin zur Feinstaubbelastung in den Innenstädten und zur Frage, welche politischen Konsequenzen daraus gezogen werden müssen.

Der Mensch, oder besser gesagt: seine Lunge steht dabei im Mittelpunkt der Diskussion, schließlich ist die Lunge das Organ, das sich am intensivsten mit der Luft, die wir atmen, auseinandersetzt. Wir wissen inzwischen, wie die Lunge aufgebaut ist, wie sie arbeitet und wie sie sich der Hilfsmittel Schleim und Husten bedient. Sehen wir uns zunächst genauer an, womit es die Reinigung der Atemwege jeden Tag zu tun bekommt. Außer dem vom Körper begehrten Sauerstoff ist das alles andere, was in unserer Atemluft enthalten ist: Gasförmige Stoffe wie Stickstoff oder CO2 und viele feste Stoffe, die in der Atemluft vorhanden sind. Manche davon sind für den Menschen von Bedeutung, andere sind nicht so problematisch. Mit den gefährlicheren Inhaltsstoffen in der Luft werden wir uns im Folgenden beschäftigen.

Die wichtigste Schadstoffquelle ist für viele Menschen das inhalative Rauchen. Der Rauch einer Zigarette enthält

Tausende von Chemikalien, von denen viele aggressiv und gefährlich sind. Sie lösen Entzündungen in der Schleimhaut der Bronchien aus, schädigen die Membran der Lungenbläschen und lähmen durch die enthaltene Blausäure die Flimmerhärchen in unseren Bronchien. Damit bringen sie das Transportband zum Stillstand, das wir brauchen, um kontinuierlich Schadstoffe aus der Tiefe unserer Lunge nach oben zu entsorgen.

Am gefährlichsten aber ist der sogenannte Feinstaub. Diese Partikel sind so klein, dass die normalen Filter des Körpers, wie sie in der Nase und den tieferen Atemwegen sitzen, einfach versagen. Selbst die Wand der Lungenbläschen hält Feinstaub nicht auf, diese hauchdünne Membran wird problemlos durchschlagen und so gelangen die Feinstaubteilchen in die anliegenden Blutgefäße. Mit dem Blut werden die Partikel dann als ›blinde Passagiere‹ in den Kreislauf gebracht, bis sie unter Umständen an der Wand eines Blutgefäßes hängenbleiben, dort langsam eine Entzündung verursachen, um die herum sich Cholesterinkristalle lagern. Die Gefäße werden immer weiter eingeengt. Noch vor einigen Jahren war dieser Mechanismus unbekannt, man hat sich allerdings gewundert, warum in Smog-Monaten in großen Städten die Zahl der Todesfälle durch Schlaganfälle oder Herzinfarkte stark anstiegen[1].

In letzter Zeit hat man weitere Beweise für einen Zusammenhang zwischen Feinstaub und Herz-Kreislauf-Erkrankungen gefunden. Darüber hinaus greift Feinstaub die Bronchien und die Lungenbläschen direkt an und kann hier zu Entzündungen und Schäden führen, die ihrerseits wieder zu Funktionsausfällen oder auch Tumoren führen können[2].

Um das Gesagte ein wenig mit Zahlen zu untermauern: In der EU kam es 2020 nach offiziellen Verlautbarungen der europäischen Umweltagentur aus dem Jahr 2022 zu 238.000 vorzeitigen Todesfällen durch Feinstaub (PM2,5, so der Fachterminus, da die Partikel einen aerodynamischen Durchmesser von weniger als 2,5 Mikrometer haben) und zu über 49.000 durch Stickstoffdioxid-Exposition (NO2), sowie 24.000 weiteren Todesfällen durch Ozon. Auf Deutschland übertragen bedeutete dies über 70.000 Todesfälle durch Feinstaub und 10.000 durch Stickstoffdioxid[3].
Das Ganze lässt sich etwas besser veranschaulichen, wenn man bedenkt, dass nach Angaben des Statistischen Bundesamtes 2020 in Deutschland 2.724 Verkehrstote gezählt wurden. Also kamen allein 2020 etwa 25-mal mehr Menschen durch Feinstaub und Stickstoffdioxid zu Tode als durch den Straßenverkehr, wenn man die europäischen Zahlen auf Deutschland herunterbricht. Hätten Sie das gedacht?
Hier gibt es gleichwohl noch viel Forschungsbedarf. So stellt sich die Frage, ob kurzfristige, sehr hohe Belastungen anders zu bewerten sind als nicht so drastisch erhöhte Werte, die aber über einen längeren Zeitraum einwirken. Einige Arbeiten scheinen zu belegen, dass bereits kurzzeitige Erhöhungen der Feinstaubbelastung nachweisbare Effekte sowohl an der Lunge als auch am Herz-Kreislauf-System bewirken.

4000 Tonnen Feinstaub am ersten Tag des Jahres!

Vor diesem Hintergrund ist es besonders ärgerlich, dass wir es uns Jahr für Jahr leisten, an einem einzigen Tag 4000 Tonnen unnötigen Feinstaub zu produzieren, und

damit 15 Prozent der jährlichen Kfz-bedingten Emissionen in die Luft blasen. Gemeint ist das alljährliche Silvesterfeuerwerk. Abgesehen von den enormen finanziellen Ausgaben, der Brandgefahr, der zusätzlichen Belastung für Rettungsdienste, Krankenhäuser und den mannigfaltigen Problemen für andere Lebewesen, übrigens auch der Hunde und Katzen vieler Böllerer, ist das Silvesterfeuerwerk somit ein staatlich zugelassener Akt extremer Luftbelastung. Allenfalls in einem klar zeitlichen und örtlich fixierten Rahmen scheint mir ein Feuerwerk in unseren Städten akzeptabel.
Bisher erreichen wir aber in der kurzen Zeit um und nach Mitternacht an Silvester in den Innenstädten Feinstaubkonzentrationen, die teilweise beim Fünfzig- bis Hundertfachen dessen liegen, was zulässig ist. Es lässt sich gut zeigen, wie diese Staubwolke dann mit dem Wind mitzieht und Stunden und Tage später in den Wäldern und Bergen aufläuft, wo sie extrem große Schäden verursacht. Es lässt sich nur hoffen, dass irgendwann Vernunft einkehrt und dieses Thema im wahrsten Sinne des Wortes bereinigt wird.

Feinstaub ist ein besonders problematischer Luftschadstoff. Bösartig deshalb, weil ihm mit den üblichen Methoden nicht beizukommen ist. Vielleicht könnte man theoretisch so feine Filter bauen, dass Feinstaub zurückgehalten würde. Der Nachteil so feiner Filter wäre allerdings, dass sie sofort verstopfen und dadurch wirkungslos werden. Nein, mit Filtern kann man Feinstaub nichts anhaben. Der einzige vernünftige Weg, Feinstaub zu beseitigen, ist, dafür zu sorgen, dass er erst gar nicht entsteht.

Ozon oder warum 3 O-Moleküle eines zu viel sind

Nicht selten erlebe ich im Sommer Patienten, die mit trockenem Husten und einem brennenden Gefühl in den Atemwegen meine Sprechstunde aufsuchen und mir berichten, dass sie von einer Hochgebirgswanderung in den Alpen zurückgekommen sind. Hinter einem solchen Husten- und scheinbaren Sommergrippeepisoden verbergen sich oft Verletzungen der Schleimhaut durch Ozon, da bei Wanderungen große Ozonmengen ungeschützt eingeatmet werden, die dann eine regelrechte Verbrennung der Schleimhaut und in der Folge entsprechende Beschwerden auslösen können.

Aber langsam, kann das stimmen? Die höchsten Ozonwerte sollen in den Bergen sein? Und die niedrigsten in den Städten im Tal? Genauso ist es.

Um das zu verstehen, muss man etwas über die Entstehung von Ozon wissen. Ozon (O_3) entsteht, wenn Stickoxide (NO_2 oder andere, daher oft NOX genannt) mit der Sonne reagieren - entscheidend ist dabei die UV-Strahlung. Das Interessante dabei ist, dass dieser Prozess rückwärts abläuft, wenn ohne UV-Strahlung weiter NO_2 produziert wird, beispielsweise der Verkehr auch nachts fließt. Am Morgen steht der Ozonwert in Ulm oder am Münchner Stachus, wo der Verkehr Tag und Nacht rollt, wieder auf null, und das Ganze beginnt von vorne. Das erweckt den Anschein, es gebe überhaupt kein Problem. Doch weit gefehlt: In den Wäldern und Bergen, wo nachts kein NO_2 produziert wird, hält sich Ozon unverändert und entfaltet seine schädliche Wirkung.

Der Luftschadstoffabfall der Städte vergiftet also das Umland und lässt nicht nur die Wälder in den Bergen sterben. Er schädigt zudem unsere Lungen ausgerechnet dann, wenn wir meinen, uns in der unberührten Natur zu bewegen und uns und unserem Körper etwas Gutes zu tun.

Oft höre ich auch, lokale Maßnahmen wie die Schaffung von verkehrsberuhigten Innenstädten, die Einführung von Luftqualitätszonen und Ähnlichem seien sinn- und zwecklos, da die ganze Welt um uns herum nichts unternimmt.
Da steckt ein Körnchen Wahrheit drin, aber die Konsequenz kann doch nicht sein, dass wir unbekümmert weiter die Luft mit Feinstaub und Stickoxiden belasten. Mit dieser ›Logik‹ könnte man sich auch dafür stark machen, mehr Verkehr in die Alpen zu bringen, um dort die Ozonwerte zu senken. Es ist vielmehr wichtig, dass es uns gelingt, auf Ebene von EU- oder Weltklima-Abkommen echte Fortschritte zu erzielen. Das dürfte ein langer Weg werden, zumal die Änderungen in der Atmosphäre relativ langsam vonstattengehen, der Mensch aber immer mehr dem ›Hier und Heute‹ verhaftet ist.
Ein guter Teil der Luftschadstoffe entsteht tagtäglich in unserer unmittelbaren Umgebung, und ob eine Stadt verkehrsberuhigt ist oder nicht, spüren die Menschen vor Ort sehr wohl. Sie spüren es umso mehr, je empfindlicher ihre Atemwege sind. Menschen mit Asthma oder COPD, allergischen Atemwegserkrankungen und überempfindlichen Schleimhäuten machen etwa 20-30% der Bevölkerung aus. Ihnen nach dem Stand dessen, was heute an technischen Lösungen verfügbar ist, zu helfen, ist aus meiner Sicht selbstverständliche Aufgabe eines jeden Gemeinwesens.

Eine zusätzliche Dimension entsteht durch die Verschärfung der Belastung durch Luftschadstoffe durch die Folgen der Klimaerwärmung.

Erderwärmung und die Folgen für die Lunge

Die globale Erwärmung ist in unserer heutigen Welt ein wachsendes Problem. Ihre Auswirkungen sind weitreichend und lang anhaltend.
Besonders trifft diese Entwicklung bestimmte Bevölkerungsgruppen. Bewohner von Ländern mit heute schon hohen Umgebungstemperaturen leiden mehr unter der Erwärmung als Bewohner kühlerer Regionen. Auch Kinder, Schwangere oder Obdachlose werden stärker durch Hitzewellen beeinträchtigt. Stadtbewohner werden stärker belastet werden als Menschen in ländlichen Gebieten. Patienten mit chronischen Atemwegserkrankungen wie Asthma oder COPD spüren in den nächsten Jahren die Folgen der Klimaerwärmung extrem. Es wird vorhergesagt, dass sich die Pollenkonzentration in der Luft in Europa bis 2050 vervierfachen wird[4].

Schon jetzt erhöhen Hitzewellen im Sommer das zusätzliche tägliche Sterberisiko von Menschen mit chronischen Atemwegserkrankungen um bis zu 14 %, bei längeren Hitzewellen bis zu 43 %. Lungenerkrankungen sind im Sommer mittlerweile der wichtigste Grund für Notaufnahmen im Krankenhaus. Beobachtungen von COPD-Patienten während der Sommermonate zeigen, dass sehr heiße Tage von 25° oder mehr das Wohlbefinden und die Belastbarkeit von Lungenpatienten deutlich verringern. Bei Hitze gibt der Körper nicht nur über die Haut, sondern auch über die Lunge Wärme ab, die Atemfrequenz

erhöht sich. Bei COPD-Patienten, deren Lunge durch die Erkrankung bereits stark geschädigt ist, ist dieser Wärmetransport jedoch eingeschränkt.[5]
Aber auch die Luftverschmutzung nimmt durch die zunehmenden Temperaturen weiter zu. Dies verschlimmert bestehende Lungenerkrankungen weiter und erhöht das Risiko für deren Entstehung. Untersuchungen zeigen, dass heiße Sommertage eine stärkere Ozonproduktion verursachen, die zumindest bei einem Teil der Betroffenen eine chronische Entzündung in den kleinen Atemwegen auslösen kann. Ebenso nimmt die Konzentration an Schimmelpilzen und Pollen zu.[6]

Es ist wichtig, dass wir jetzt Maßnahmen ergreifen, um unsere Lungen vor den schädlichen Auswirkungen des Klimawandels zu schützen. Die globale Erwärmung ist eines der drängendsten Probleme unserer Zeit, und ihre Auswirkungen sind weitreichend. Sie hat nicht nur erhebliche Auswirkungen auf die Umwelt, sondern kann auch die menschliche Gesundheit in vielerlei Hinsicht schädigen. Für Atemwegspatienten wird es wichtig, kühlere Wohnlagen zu bevorzugen. Man könnte auch in Innenstädten grüne Inseln zu schaffen, um die Luft abzukühlen und anzufeuchten. Auch Klimaanlagen können im Einzelfall notwendig werden. Besonders wichtig werden solche Überlegungen für Krankenhäuser, in denen Patienten mit Hitzeschäden behandelt werden sollen.

3. Feinstaub und Rauchen

3.1 Feinstaub zuhause und am Arbeisplatz

Das Rauchen (Zigaretten, Zigarren, Pfeife oder Shisha) ist die wichtigste Quelle von Feinstaub in Innenräumen. Bei all den überfälligen Diskussionen über Luftverschmutzung durch Industrie und Verkehr muss man sich dies immer wieder vor Augen führen: Der von Zigaretten freigesetzte Feinstaub sprengt alle Vergleiche! Der Rauch einer einzigen Zigarette entspricht der Feinstaubmenge, die freigesetzt wird, wenn ein alter Dieselmotor im Leerlauf eine Stunde läuft. Sie schwingen sich in einen alten Diesel, fahren damit rückwärts in Ihr Wohnzimmer und lassen den Wagen dort eine geschlagene Stunde vor sich hin tuckern: Die dabei freigesetzte Feinstaubmenge entspricht der einer einzigen Zigarette, die im gleichen Raum geraucht wird.

Eine genaue Angabe darüber, wie viel Feinstaub eine einzelne Zigarette in einem Raum freisetzt, ist natürlich schwierig, da dies von verschiedenen Faktoren abhängig ist, einschließlich der Größe des Raumes, der Belüftung und der Art der Zigarette.

Der Dieselmotor im Wohnzimmer

Der erste und wichtigste Schritt, sich vor Feinstaub in der Atemluft zu schützen, ist, selbst nicht zu rauchen und Rauchern aus dem Weg zu gehen. Auch der Rauch, den Gandalf in meinem Lieblingsfilm ›Herr der Ringe‹ genussvoll aus seiner Pfeife kringeln lässt, ist Feinstaub vom Feinsten. Auf der Leinwand bleibt er zum Glück ohne Folgen.

Jenseits von Mittelerde begegnen mir die vom Tabakkonsum verursachten Probleme täglich in der pneumologischen Praxis. Erst kürzlich saß mir ein nach Rauch riechendes Ehepaar mit seiner neunjährigen Tochter gegenüber, die notfallmäßig wegen eines Asthmaanfalls in die Sprechstunde kamen. Als ich den Raum betrat, konnte ich vor Zigarettengestank aus ihrer Kleidung kaum atmen. Auf meine Frage, ob sie das für gut halten, antworteten die Eltern, man habe sich so viele Sorgen gemacht, dass man den Stress nur aushalten konnte, indem man auf der Fahrt zum Lungenarzt noch schnell eine Zigarette geraucht habe.
Dazu fällt einem dann nichts mehr ein. Ich habe den Eltern bedeutet, dass ich das für grobe Körperverletzung halte und dass ich abgesehen vom jetzigen Notfall die weitere Behandlung des Kindes davon abhängig mache, dass zu Hause nicht mehr geraucht wird.
Das mag rabiat klingen, hat sich aber oft als einzig erfolgversprechende Maßnahme bewährt. Erwachsene mögen sich selbst schädigen und die Folgen dafür tragen. Wenn Kinder aber die Achtlosigkeit ihrer Eltern ausbaden müssen, hört für mich der Spaß auf.

Bei meiner morgendlichen Fahrt mit dem Fahrrad in die Praxis sehe ich oft jemand vor dem Haus stehen und rauchen. Das geht für mich in gewisser Hinsicht in Ordnung. Ich weiß, dass die Familie davon nichts abbekommt.

Immer wieder sehe ich jedoch Kinder in Autos, in denen Mutter oder Vater so stark rauchen, dass man kaum durch das Auto hindurchsehen kann. Ich hätte mitunter Lust, die betreffende Person zur Rede zu stellen und zu fragen, ob ihr bewusst ist, was sie da tut. In einem Auto, selbst in einem großen, herrscht schnell eine hohe Konzentration an Feinstaub und Co, selbst wenn die Lüftung läuft. Wenn Kinder nach Nikotin stinken, ist das für mich Körperverletzung, und für Kinder mit Atemwegserkrankungen gilt das erst recht.

Falls Sie auf Raucher in Ihrem Freundeskreis treffen, die das für übertriebene Panikmache halten, laden Sie sie zu einem gemeinsamen Experiment ein. Bitten Sie den Raucher, sich eine Zigarette anzuzünden, einen tiefen Zug zu nehmen und den Rauch in die Luft zu blasen. Am besten so, dass ein Sonnenstrahl hindurchfällt. Was Sie jetzt sehen, ist Feinstaub unterschiedlicher ›Körnung‹. Den ganz feinen, also den gefährlichsten Feinstaub sieht man nur unter einem Elektronenmikroskop, Sie dürfen mir aber glauben, dass er massiv im Zigarettenrauch enthalten ist. Die freigesetzten Schadstoffe, die nun mit größeren oder kleineren Dreckpartikeln und Teer einhergehen, atmet Ihr rauchender Freund genüsslich ein.
Ich vergleiche das gerne mit jemanden, der auf den Schlot einer Müllverbrennungsanlage hinaufklettert, um ein paar tiefe Atemzüge aus dem Schornstein zu nehmen. Dabei könnte es sein, dass der Dreck aus dem Schornstein zumindest phasenweise weniger Staubbestandteile enthält als der Rauch der Zigarette. Wenn Ihr befreundeter Raucher den nächsten Zug nun nicht in die Luft, sondern durch ein sauberes Papiertaschentuch pustet, dann sieht

er darin nur einen Bruchteil der Partikel, die sich in seiner Lunge bis zum letzten Lungenbläschen ausgebreitet haben. Ende des Experiments.

Was den Zigarettenrauch noch viel gefährlicher als normalen Feinstaub macht, ist der Umstand, dass beim Rauchen einer Zigarette ja noch andere Gifte freigesetzt werden. Dazu gehört der bereits erwähnte Teer, der die Flimmerhärchen unserer Bronchien über Stunden hinweg verklebt. Das Problem ist dann nicht nur, dass Dreck in die Lunge hineinkommt, sondern dass die Lunge auch daran gehindert wird, den Dreck wieder loszuwerden. Sie könnten ebenso die Mitarbeiter der Müllabfuhr knebeln und fesseln und sich anschließend wundern, warum der Müllberg vor Ihrem Haus wächst.
Apropos Mitarbeiter. Als wäre Rauchen nicht schon schädlich genug, lässt sich die Wirkung weiter verschlimmern, wenn man zum Beispiel am Arbeitsplatz dauerhaft Luftschadstoffen ausgesetzt ist. Mir wurde das klar, als ich vor Jahren eine Firma besuchte, die Dichtungen herstellt. Diese bestanden früher aus Asbest. Es gab dort einen großen Raum, in dem die Dichtungen mit großen Pressen aus vorgefertigten Asbestmatten herausgestanzt wurden. Ich ging durch den Mittelgang hindurch, links und rechts standen Arbeiterinnen und Arbeiter an diesen Maschinen, und kein Witz: in der linken Hand die Presse, in der rechten die Zigarette.

Heute wissen wir, dass sich das Risiko, eine Asbesterkrankung der Lunge oder des Rippenfells zu bekommen, dadurch, dass man gleichzeitig raucht, nicht etwa verdoppelt oder verdreifacht. Die Risiken beider Gefahrenstoffe

müssen miteinander multipliziert werden, das Krebsrisiko wird somit potenziert.
Warum das so ist, können Sie sich sicher mittlerweile denken. Dadurch, dass das normale Reinigungssystem der Bronchien durch den Zigarettenqualm ausgeschaltet wird, bleibt der Dreck, den man einatmet, an Ort und Stelle liegen. Er hat alle Zeit der Welt, an der Schleimhaut zu nagen. Die Kombination von Luftschadstoffen und Zigarettenqualm ist ein gefährlicher Cocktail. Mein salopper, aber keinesfalls unernst gemeinter Tipp lautet daher: Wenn Sie schon unbedingt rauchen wollen, dann suchen Sie sich besser einen Bürojob. In den meisten Büros herrscht mittlerweile Rauchverbot und somit atmen Sie wenigstens während der Arbeit saubere Luft.
Nun kann und will nicht jeder in einem Büro arbeiten. Wer jedoch denkt, in der Landwirtschaft ginge es gesünder zu, der täuscht sich gewaltig, zumindest in der industrialisierten Landwirtschaft. Dort, insbesondere in der Viehhaltung, erhöht die Beimischung von Ammoniak und NOX ebenfalls die Feinstaubbelastung.

Es ist also gar nicht so einfach, den vielen Luftschadstoffen in unserem Alltag zu entkommen. Grundsätzlich lohnt es sich aber, zwei einfache Ratschläge, um nicht zu sagen: Forderungen, zu beherzigen.
Drinnen Rauchstopp, draußen Abgasstopp!

Flimmerhärchen flimmern – nicht nur in der Lunge

Wir haben gesehen, dass der Zigarettenrauch die Flimmerhärchen in unseren Bronchien lähmt. Er lähmt aber auch andere Flimmerhärchen im Körper, beispielsweise die des Eileiters. Auch die Geißel der Spermazellen kann

betroffen sein. Dieser Fakt hat schon manchen rauchenden angehenden Vater in meiner Praxis nachdenklich gemacht. Die auf künstliche Befruchtung spezialisierten Frauenärzte in meiner Region sind fleißige Überweiser, denn wenn Ehepaare mit unerfülltem Kinderwunsch eine entsprechende Behandlung beginnen wollen, ist die erste Frage, ob sie rauchen. Und wenn das bejaht wird, kommt sofort der dringende Hinweis, das Rauchen aufzugeben. Die im Tabakrauch enthaltenen schädlichen Chemikalien, darunter Nikotin, Kohlenmonoxid und Teer, können die normale Funktion der Flimmerhärchen beeinträchtigen und den Transport der Eizelle verlangsamen oder blockieren. Eine Studie, die im ›British Journal of Obstetrics and Gynaecology‹ veröffentlicht wurde, ergab, dass Frauen, die rauchen, ein höheres Risiko für Eileiterschwangerschaften haben, möglicherweise aufgrund einer solchen Schädigung der Flimmerhärchen.
Darüber hinaus können diese Chemikalien zu anderen Problemen im Fortpflanzungssystem führen, einschließlich veränderter Eizellqualität, erhöhtem Risiko für Fehlgeburten und vorzeitiger Menopause. Es ist daher dringend zu empfehlen, das Rauchen aufzugeben, wenn Sie schwanger werden möchten oder wenn Sie allgemein Ihre reproduktive Gesundheit schützen möchten.

3.2 Gibt es Alternativen zu Zigaretten?

Häufig werde ich in der Sprechstunde gefragt, was es denn mit der E-Zigarette, Shisha & Co. auf sich habe und ob es besser sei, auf eine dieser Alternativen auszuweichen. Es gibt zwar Unterschiede, aber weder Wasserpfeife noch E-Zigarette oder Kautabak, ja noch nicht einmal Nikotinpflaster können als problemlos oder gesund akzeptiert werden. Es gibt nur eine gesunde Variante, nämlich das Rauchen, ohne Wenn und Aber aufzugeben. Gehen wir die vermeintlichen Alternativen kurz durch.

Light-Zigaretten

Die Bezeichnungen ›leichte Zigarette‹ oder ›Light-Zigarette‹ ist in Deutschland seit 2003 verboten, und zwar zu Recht. Leichte Zigaretten sind definitiv gefährlicher als normale Zigaretten. Sie haben zwar einen geringeren Teer- und Nikotinanteil, alle anderen Schadstoffe bleiben aber unverändert erhalten. Da Raucherin oder Raucher ihre Dosis an Nikotin brauchen, rauchen sie im Schnitt mehr und bekommen somit mehr Schadstoffe in die Lungen, als dies beim Einsatz nikotinstärkerer Zigaretten der Fall wäre. Hinzu kommt, dass bei leichten Zigaretten die Filter kleine Poren haben, damit mehr Luft zugeführt wird. Das führt häufig dazu, dass tiefer inhaliert werden kann, bevor Husten einsetzt. Dadurch dringen die Schadstoffe tiefer in die Bronchien. Studien haben gezeigt, dass mit der Einführung von Light-Zigaretten die Zahl der Lungenkrebserkrankungen deutlich angestiegen ist.

E-Zigaretten

Das Rauchen von E-Zigaretten ist im Moment ›hip‹. Der entscheidende Unterschied zum Zigarettenrauchen ist, dass bei der E-Zigarette nicht geraucht, sondern gedampft wird. Dabei wird Nikotin in unterschiedlichen Konzentrationen (zwischen 0 und 18 mg/10 ml) in einer Trägersubstanz gelöst, üblicherweise handelt es sich dabei um Glykol. Was in den Körper aufgenommen wird, ist Nikotin, also der Stoff, von dem der Raucher abhängig ist. Bestandteile von Glykol gelangen in die Atemwege, wobei nicht klar ist, inwieweit diese schädlich sein können. Es gibt Hinweise, dass diese Substanzen Krebs auslösen können, auch eine erhöhte Infektanfälligkeit wird beschrieben. Trotzdem sind die Schäden durch herkömmliche Zigaretten deutlich höher einzuschätzen. Vor allem im Umfeld von COPD, also bei der Hemmung des bronchialen Reinigungssystems, schneidet die E-Zigarette besser ab. Sollte die Notwendigkeit besteht, das normale Rauchen wegen einer schweren COPD einzustellen, kann die E-Zigarette aus meiner Sicht in manchen Fällen eine akzeptable, zeitlich begrenzte Variante darstellen.

Die Gefahr ist jedoch groß, dass Jugendliche die scheinbar ungefährlichere Softvariante zum Einstieg in das Rauchen nutzen, zumal die Substanzen in einer Vielzahl von Geschmacksvarianten erhältlich sind: von grünem Apfel über Mandarine und Kirsche bis zu Anis, Lakritze oder Schokolade. Da sie Nikotin enthalten und es sich dabei um eine suchterzeugende Substanz handelt, darf man diesen Einstieg nicht als ›smarte‹ Variante des Rauchens verstehen. Auch die E-Zigarette sollte genauso restriktiv angeboten und beworben werden wie die normale Zigarette.

Besonders problematisch sind die e-Zigaretten zum Einmalgebrauch, die anschließend weggeworfen werden. In diesem Fall geht es nicht nur um die gesundheitliche Gefährdung, sondern um eine unökologische und umweltbelastende Form des Rauchens. Sie sollte am besten vom Markt genommen werden.

Insgesamt lässt sich zu allen Formen von E-Rauchprodukten sagen, dass sie nicht geeignet sind, mit dem Rauchen aufzuhören. Es ist zwar möglich, den Nikotingehalt langsam zu reduzieren, die Funktion eines Genussstoffes beispielsweise in geselligen Situationen bleibt jedoch erhalten. Von da ist es ein kurzer Weg zu einer geschnorrten Zigarette und schon ist man wieder Raucher. Ich kenne wenige Patienten, die es auf diesem Weg geschafft haben, das Rauchen aufzugeben. Häufiger werden beide Inhalationsformen gemischt und in der Öffentlichkeit E Zigarette geraucht, zu Hause hingegen wieder normale Zigaretten.

Heat Sticks

Im Gegensatz zu E-Zigaretten sind Heat Sticks ein relativ neues Phänomen in Deutschland. In diesen ebenfalls wiederverwendbaren Geräten, die einer Zigarettenspitze nicht unähnlich sind, wird anstelle einer Flüssigkeit speziell aufbereiteter Tabak auf rund 300 Grad erhitzt, aber nicht verbrannt. Angeblich lassen sich dadurch schädliche Substanzen im Vergleich zu einer normalen Zigarette um 90 Prozent reduzieren. Selbst wenn die Angabe der Hersteller stimmt, dürfte das nach wie vor ausreichen, um erhebliche Schäden zu verursachen. Immerhin kann man hoffen, dass die Belastung von Mitrauchern deutlich verringert wird. Empfehlungen lassen sich im Moment noch keine aussprechen, weil mit dieser Form des Rauchens erst mehr Erfahrungen gesammelt werden müssen.

Shisha oder Wasserpfeife

Ähnlich ist die Situation bei der Shisha zu bewerten. Grundsätzlich lässt sich sagen: Shisha zu rauchen ist nicht gesund. Wer zwanzig bis dreißig Minuten Shisha raucht, nimmt eine Atemluftbelastung in Kauf, die etwa zehn bis zwanzig Zigaretten entspricht. Die normale Shisha als Variante zur normalen Zigarette ist daher keine gute Lösung.

Im Rauch einer Shisha sind vergleichbar viele Schadstoffe enthalten wie im Zigarettenrauch. Ein geringer Teil wasserlöslicher Schadstoffe bleibt zwar in der Lösung, dafür lässt sich der wassergekühlte Rauch leichter inhalieren und intensiver aufnehmen als Zigarettenrauch.
Hinzu kommt, dass bei der Shisha eine ganze Reihe von Stoffen dem Tabak zugemischt werden, beispielsweise Glycerin, aber auch Geschmacksstoffe, von denen in der Regel nicht geklärt ist, was in den Lungen ankommt. Tatsache ist, dass massiv Feinstaub erzeugt wird, der alle Grenzwerte sprengt. So wurden in pakistanischen Bars PM2,5-Werte von 1745 $\mu g/m^3$ gefunden, in kanadischen Shisha-Cafés immerhin noch 1600 $\mu g/m^3$. Zum Vergleich: Der Grenzwert auf Straßen beträgt 50$\mu g/m^3$!
Außerdem wird in hoher Menge Kohlenmonoxid freigesetzt. Als Grenzwert am Arbeitsplatz gelten hierzulande für Kohlenmonoxid 30 ppm (parts per million). Erreicht werden in den erwähnten Shisha-Cafés bis zu 265 ppm. Das kann zu einer lebensgefährlichen Kohlenmonoxid-Vergiftung führen! Es sind in der Literatur eine ganze Reihe von Zwischenfällen durch Kohlenmonoxid-Vergiftungen beim Shisha-Rauchen beschrieben.

Alles in allem bringt das Rauchen von Shishas im Vergleich zur Zigarette nicht nur keine Entlastung, es scheint sogar gefährlicher zu sein. Aus diesem Grund sollte das Shisha-Rauchen rechtlich dem Zigaretten-Rauchen gleichgestellt werden. Jugendliche sollten darüber besser Bescheid wissen, und Schwangeren muss man aufgrund der hohen Kohlenmonoxid-Werte vom Shisha-Rauchen abraten. Zumal nicht zu vernachlässigen ist, dass Wasserpfeifen oft von mehreren Personen benutzt werden, wodurch Krankheitserreger übertragen werden können. Was E-Shishas anbetrifft, die es inzwischen auch gibt, gilt grundsätzlich der gleiche Effekt wie bei Zigarette und E-Zigarette.

Kautabak, Schnupftabak, Pfeife und Zigarre

Der Vollständigkeit halber noch ein paar Worte zu den ›traditionellen‹ Alternativen zur Zigarette. Das Kauen von Kautabak ist heutzutage eine selten praktizierte Variante. Ich habe einmal in Regensburg als Student in einer kleinen Fabrik gearbeitet, in der Kautabak hergestellt wurde. Obwohl ich an der Quelle saß, hat mich Kautabak nie wirklich gereizt.

Die Gefahr, an Lungenkrebs oder an COPD zu erkranken, ist mit Kautabak natürlich geringer als beim Rauchen, dafür gibt es andere Gefahren wie die Entstehung von Tumoren im Mund, an der Zunge oder im Kehlkopfbereich. Auch andere Organe scheinen vermehrt betroffen zu sein, beispielsweise Nasenschleimhaut und Bauchspeicheldrüse. Die Nasenschleimhaut spielt vor allem bei Schnupftabak eine Rolle.

Erwähnt seien schließlich noch Pfeife und Zigarre. Beide haben den Vorteil, dass man den Rauch nicht so intensiv inhaliert wie bei der normalen Zigarette. Dafür fällt bei beiden Varianten umso mehr Feinstaub an, wie jeder betroffene Mitraucher sicher bestätigen wird. Das bedeutet, dass die Feinstaubbelastung für alle, besonders für den Rest der Familie, höher ist als beim Zigarettenrauchen. Bei der Pfeife kommt noch hinzu, dass der ätzende Tabaksaft die Entstehung von Krebs an der Zunge, den Lippen oder den Speicheldrüsen fördert.

3.3 Vom Arbeitsplatz bis in den Hobbykeller

Eine weitere relevante Quelle für Luftschadstoffe ist der Arbeitsplatz. Moderne Arbeitsplätze sind heutzutage in aller Regel deutlich besser geschützt, als dies früher der Fall war. Nun funktioniert manche Absaugung nicht, wie sie sollte, oder ist defekt. Vielleicht sieht es ein schwarzes Schaf unter den Arbeitgebern als nicht lohnend an, den Arbeitsplatz entsprechend auszurüsten. In solchen Fällen sollte man alles daran zu setzen, dass der Arbeitsplatz saniert wird. Betriebsrat, Betriebsarzt oder die zuständige Berufsgenossenschaft helfen sicher. Gelingt dies nicht – etwa in Kleinbetrieben mit einem ignoranten Chef –, sollte man sich gut überlegen, ob man dort weiterarbeiten will. Natürlich müssen Sie von irgendetwas leben und können nicht so einfach kündigen, aber wenn Ihre Lunge kündigt, hilft auch ein gut bezahlter Arbeitsplatz nicht weiter.

Zum Schutz der Bronchien ist es notwendig, auch kurzfristige Belastungen zu vermeiden. Auch wenn Schutzmasken unbeliebt sind, gilt: Wenn man hohem Staubanfall, Lösungsmitteln oder ätzenden Dämpfen ausgesetzt ist, ist es wichtig, Schutzmöglichkeiten zu nutzen. Problematische Arbeiten sollte man im Freien oder nur unter funktionierenden Luftfilteranlagen verrichten und geeignete Atemschutzmasken nutzen. Ist die Lunge ihrer Reinigungskraft beraubt, sind die Bronchien in Aufruhr, ist das alles viel mühsamer zu behandeln, als wenn man sich von vornherein geschützt hätte.

Insgesamt gilt, dass wir im Großen wie im Kleinen der Freisetzung von Luftschadstoffen Einhalt gebieten müssen. Man kann sie durch hohe Schlote verdünnen, aber alles auf dieser Welt bleibt Teil eines geschlossenen Systems. Wer glaubt, dass Luftschadstoffe weg sind, wenn sie mit einem Kamin in die Luft geblasen und verwirbelt werden, hat sich verrechnet, die nächsten Jahrzehnte werden sie in der Atmosphäre zirkulieren. Die Luft ist nicht unendlich belastbar. Unser Verhalten hat Konsequenzen – schneller, als uns lieb sein kann. Dies gilt erst recht für kleine Räume einer Wohnung, ein Auto oder auch den Hobbykeller.

Was bei allen Schutzmaßnahmen am Arbeitsplatz gesehen und bedacht wird, wird bei Hobbies gerne als unnötig betrachtet. Hier wird mitunter hemmungslos mit Luftschadstoffen und allergisierenden Substanzen wie Zwei-Komponentenklebern, Schleifstaub oder Lötdämpfen gearbeitet, ohne geringste Schutzmaßnahmen einzuhalten. Unsere Lunge unterscheidet jedoch nicht zwischen Beruf und Hobby, zwischen Arbeit und Freizeit. Aus Sicht des vorbeugenden Gesundheitsschutzes heißt es, in jeder erdenklichen Situation vorsichtig zu sein und Luftschadstoffen keinen Raum zu geben.

Fünf Tipps, um mit dem Rauchen aufzuhören und deine Lunge zu schützen:

1. Definieren Sie klar und realistisch, wann Sie mit dem Rauchen aufhören möchten. Es kann hilfreich sein, einen festen Termin zu wählen oder ein bestimmtes Ereignis als Motivation zu nutzen. So haben Sie einen klaren Fokus und können sich darauf konzentrieren, Ihre Lunge zu schützen.

2. Überlegen Sie sich, welche Strategien und Hilfsmittel für Sie am besten funktionieren könnten. Das kann beispielsweise der Einsatz von Nikotinpflastern oder -kaugummis, der Besuch von Raucherentwöhnungskursen oder der Austausch mit anderen ehemaligen Rauchern sein. Ein individueller Plan gibt Ihnen Struktur und unterstützt Sie auf dem Weg zur rauchfreien Lunge.

3. Machen Sie sich bewusst, welche Situationen oder Umstände Sie dazu verleiten, zur Zigarette zu greifen, und entwickeln Sie Strategien, um ihnen entgegenzuwirken. Es können beispielsweise Stress, Langeweile oder der Genuss von Alkohol sein. Suchen Sie alternative Handlungsweisen, die Ihnen dabei helfen, mit diesen Situationen umzugehen, ohne zur Zigarette zu greifen. Ablenkung, körperliche Bewegung oder tiefe Atemübungen können hierbei hilfreich sein.

4. Teilen Sie Ihre Entscheidung, mit dem Rauchen aufzuhören, mit Familie, Freunden und Kollegen, die Sie in dem Vorhaben unterstützen können. Dieses Netzwerk kann Sie ermutigen, Ihnen bei Rückschlägen zur Seite stehen und Sie motivieren, dranzubleiben. Suchen Sie auch nach Unterstützungsgruppen oder Online-Foren, in denen Sie sich mit anderen Menschen austauschen können, die ebenfalls versuchen, mit dem Rauchen aufzuhören. Gemeinschaft und gegenseitige Unterstützung können einen großen Unterschied machen.

5. Setzen Sie sich Zwischenziele und belohnen sich für jeden Schritt, den Sie in Richtung eines rauchfreien Lebens machen. Belohnungen können unterschiedlich sein, je nachdem, was Ihnen persönlich Freude bereitet. Es kann ein kleines Geschenk für sich selbst sein, eine besondere Aktivität, die Sie schon lange machen wollten, oder einfach Zeit für Entspannung oder Selbstfürsorge. Die Belohnungen helfen Ihnen dabei, motiviert zu bleiben und Ihre Fortschritte zu würdigen.

Denke daran, dass das Aufhören mit dem Rauchen eine individuelle Reise ist und jeder seine eigene Strategie finden muss. Sei geduldig mit dir selbst und habe Verständnis für mögliche Rückschläge. Die Hauptsache ist, dass du dranbleibst und deine Lunge langfristig schützt. Du kannst es schaffen!

4. Husten
Wer lange hustet, lebt auch lange

In der Straßenbahn, im Zug, im Supermarkt, überall höre ich Menschen husten. So wie eine Schwangere überall Schwangere sieht, ist man als Pneumologe darauf geeicht, Husten zu hören. Manchmal würde ich die einzelnen Huster am liebsten ansprechen und ihnen raten, den Husten abklären zu lassen. Aber ich will mir natürlich kein blaues Auge holen, wenn ich ungebetene Ratschläge erteile. Also hebe ich mir das für die Praxis auf, da haben meine Tipps ein anderes Gewicht.

Jeder zweite Patient einer pneumologischen Praxis klagt über Husten, mal trocken, mal verschleimt, aber immer störend. Dabei ist Husten etwas absolut Sinnvolles. Der Körper hat nur zwei Möglichkeiten, Schleim aus der Tiefe der Lunge nach oben zu schaffen, und dafür sind ungefähr vierzig Zentimeter Höhenunterschied zu bewältigen: Husten oder Spülen, also Schleim produzieren.

4.1 So funktioniert die Reinigung unserer Bronchien

Wir produzieren in unseren Schleimzellen jeden Tag etwa 70 Gramm Schleim, mit dem wir unser Bronchialsystem spülen. Der Schleim kleidet die Bronchien von innen aus und reinigt sie gründlich: Rußpartikel, Bakterien, Staub, alles bleibt im Schleim hängen und wird normalerweise kontinuierlich nach oben gespült. Dabei helfen die Flimmerhärchen, die wir ja bereits kennengelernt haben. Wie kleine Peitschen greifen sie in den Schleim und treiben ihn von unten nach oben.

Es sei denn, wir haben eine Zigarette geraucht, dann bleibt dieses geniale Förderband geschlagene acht Stunden stehen. Stockt das Transportsystem oder ist es bei langjährigen Rauchern oder nach Infekten defekt, sammelt sich der Schleim an manchen Ecken an, klebt fest und behindert über kurz oder lang die Atmung. Kleine Drucksensoren in der Schleimhaut merken das, geben Alarm, und unser Abwehrsystem greift zu Plan B beziehungsweise Plan H: Es lässt uns husten.

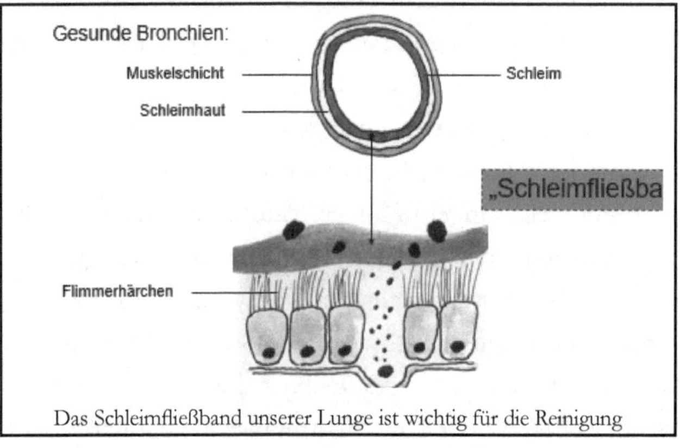

Das Schleimfließband unserer Lunge ist wichtig für die Reinigung

Husten ist ein Vorgang, den wir uns genauer anschauen sollten. Kommt der Befehl zu husten, holt man zunächst tief Luft, die Atemmuskulatur wird gespannt, die Zwerchfelle treten tiefer, der Kehlkopf wird geschlossen und Druck aufgebaut, wie in einem Schnellkochtopf. Und dann geht der Sturm los: Die Stimmbänder machen auf, Zwerchfell und Atemmuskeln ziehen sich maximal zusammen, die Lunge wird schlagartig komprimiert und die Luft mit nahezu Orkangeschwindigkeit durch die Bronchien nach oben gepresst. Sie reißt dabei alles mit, was an der Schleimhaut haftet. Im besten Fall landet das Fördergut in einem Taschentuch, ansonsten in der Handfläche (bitte dann wenigstens die linke bei Rechtshändern und anschließend waschen) oder volle Pulle im Raum. Das ist eine gute Methode, um alle möglichen Viren und Bakterien gleichmäßig im Raum zu verteilen.

Husten ist nicht gleich Husten

Husten ist also ein sinnvoller Vorgang, was man daran sieht, dass es zu schwerwiegende Erkrankungen kommt, wenn Schleimproduktion, Flimmerhärchen oder Husten nicht funktionieren. Husten kann dann zu einem unangenehmen, ja quälenden Dauerproblem werden und unter Umständen aus dem Ruder laufen.

Grundsätzlich unterscheiden wir zwischen akutem und chronischem Husten, beziehungsweise zwischen trockenem und schleimigem Husten. Akuten Reizhusten sollte man unverzüglich abklären lassen, wenn Hinweise bestehen, dass etwas verschluckt wurde oder giftigen Substanzen den Husten auslöst haben. Gott sei Dank ist das selten. Viel häufiger tritt Husten bei akuten Virusinfekten der oberen oder unteren Atemwege auf oder als Begleitsymptom von Atemwegsallergien. Es dauert oft eine Weile, bis sich die Schleimhäute wieder beruhigt haben.

Länger anhaltender Husten kann ebenso durch beginnendes Asthma ausgelöst werden. Die chronische Bronchitis ist die häufigste Variante, die in erster Linie durch das inhalative Rauchen entsteht, das Rauchen ›auf Lunge‹. Wichtig beim chronischen Husten ist, an die Möglichkeit einer sogenannten Refluxerkrankung zu denken, das bedeutet, dass Magensäure über die Speiseröhre in den Rachenraum gelangt und eingeatmet wird. Das klingt so unangenehm, wie es ist.

Manche Patienten kommen zu mir und klagen, dass sie seit Jahren oder Jahrzehnten unter quälendem Reizhusten leiden, der ihre Lebensqualität drastisch beeinträchtigt. Oft haben sie eine Odyssee hinter sich. Sie wurden computertomografiert, bronchoskopiert und von namhaften Spezialisten untersucht, ohne dass Schlimmes dabei ans Licht kam. Die Symptome wurden allerdings auch nicht besser. Wie kann man sich das erklären?

»Ich rauche nur drei Zigaretten, Herr Doktor«, höre ich oft, nach dem Motto: ›Das ist so gut wie nichts!‹ Ich sage dann gerne: »Okay, dürfen Sie, aber nur alle hintereinander!« Dafür ernte ich üblicherweise ein verlegenes Lachen.

Wenn man um 7 Uhr zum Frühstück, um 15 Uhr zu Kaffee und Kuchen und um 22 Uhr nach dem ›Tatort‹ je eine Zigarette raucht, dann schafft man es mit drei Zigaretten, das Reinigungssystem rund um die Uhr lahmzulegen. Liegt man flach im Bett, kann trotz gelähmter ›Müllabfuhr‹ Schleim von unten nach oben kriechen und gegen Morgen setzen die Flimmerhärchen wieder ein.

Wenn der Raucher aufwacht, wird er mit den Hinterlassenschaften der letzten 24 Stunden konfrontiert. Manche stürzen dann ans Waschbecken, husten und prusten, würgen und quälen sich ab, den Schleim aus ihrer Lunge zu befördern. Rauchen sie dann die nächste Zigarette, ist das Ganze scheinbar vorbei. Sobald, wie gesagt, die im Zigarettenrauch enthaltene Blausäure (In einer Zigarette sind ca. 3800 chemische Verbindungen enthalten, über 200 davon sind giftig, wie Nikotin, Kohlenmonoxid, Blausäure oder das radioaktive Polonium 210.) in das Bronchialsystem vordringt, werden die Flimmerhärchen gelähmt, das Förderband bleibt stehen, der Husten lässt nach und es herrscht Ruhe – allerdings nicht beschauliche, entspannte Ruhe, sondern so etwas wie Grabesstille.

4.2 Die Physik des Hustenanfalls

Wir haben gesehen, wie Husten entsteht, aber noch nicht, warum er nicht mehr verschwindet. Die Ursache bei vielen Patientinnen und Patienten ist, dass der Husten sich ›festfrisst‹. Was heißt das?

Schauen wir, was ein Atemwegsinfekt an den Schleimhäuten anrichtet. Die perfekt durchorganisierte Schleimhaut bekommt durch den Infekt Lücken, manche Schleimhautzellen sterben ab und werden als gelber Schleim aus dem System abtransportiert. Enthalten sind darin auch abgetötete Bakterien und Abwehrzellen. Unter den Schleimhautlücken liegen jetzt empfindliche Nervenzellen ohne die schützende Schleimhaut frei wie Schmerzfasern in einem kariösen Zahn. Kommt kalte Luft an diese Zellen, weil man viel redet, lacht oder sich anstrengt, dann melden sie einen Kontakt und das Atemzentrum löst einen Hustenstoß aus.

Wie wir inzwischen wissen, ist Husten nichts Schlechtes, aber es darf nicht zum Dauerzustand werden. Ist der Infekt vorbei, sollte die Schleimhaut abheilen und der Husten allmählich abklingen. Das kann schiefgehen, wenn man ›aggressiv‹ hustet und die Schleimhaut immer wieder verletzt wird. Sie erinnern sich: Beim Husten holen wir tief Luft und pressen dann die Luft in einem Kraftakt aus den Bronchien heraus. Dahinter fallen die Bronchien zusammen. Nur die großen Bronchien, etwa die Luftröhre, besitzen stabilisierende Knorpelspangen. Die kleinen Bronchien sind Muskelschläuche, die zusammenfallen, wenn die Luft hinausgepresst wird und bis zum nächsten Atemzug ein Unterdruck entsteht.

Schonendes oder ›zärtliches‹ Husten

Um ein zu aggressives und daher schädliches Husten zu vermeiden, ist es wichtig, dass man nicht einfach in den Raum hinein hustet, sondern eine kleine Portion Luft zurückbehält. Ich sage meinen Patienten oft, sie sollen beim Husten die Backen aufblasen.

Wozu das gut sein soll?

Bleibt etwas Luft in den Backen, dann staut sie sich bis in die kleinen Bronchien zurück und bildet dort einen Puffer. Das ist so ähnlich wie auf der Autobahn. Wenn nur eine Spur offen ist, stauen sich Autos kilometerweit. Das passiert auch in den Bronchien, wenn wir darauf achten, nicht allzu heftig zu husten. Die Luft staut sich und hält die Atemwege offen. Wir schaffen dadurch eine Art Luftkissen, das die Schleimhäute abbremst. Zumindest erreichen wir damit, dass sie nicht ungebremst aufeinandertreffen, sondern sich allenfalls zärtlich berühren. Manchmal sage ich, dass sie sich liebevoll ›küssen‹, und spätestens dann huscht in aller Regel ein erleichtertes Lächeln über das vom Dauerhusten geplagte Gesicht meiner Patientinnen und Patienten.
Aus einer Einatmung sollten Sie maximal zwei bis drei gemäßigte Hustenstöße gebremst in den Handrücken oder die Ellenbeuge durchführen. Danach den Atem

wieder mit der Lippenbremse beruhigen und möglichst über die Nase einatmen (das mindert die Reizfaktoren). Falls nötig, müssen Sie das so lange wiederholen, bis der Schleim abgehustet ist. Zäher Schleim lässt sich schwer mobilisieren und abhusten, deshalb sollten Sie für eine ausreichende Flüssigkeitszufuhr sorgen. Die am Ende des Buches beschriebenen Dehnungsübungen, Federn und Klopfmassagen unterstützen den Schleimtransport und erleichtern das Abhusten.

Auch bei unproduktivem Reizhusten hilft die Lippenbremse in Kombination mit der Einatmung durch die Nase. Wird über die Nase eingeatmet, wird die Luft gereinigt, angefeuchtet und auf die richtige Temperatur gebracht. Geben Sie dem Hustenreiz nicht nach, da der trockene Husten die Schleimhäute unnötig strapaziert.

Tipps für schonendes Husten bei unproduktivem Husten (Reizhusten):

1. Sammeln Sie Speichel in der Mundhöhle, befeuchten so die gereizte Rachengegend und schlucken Sie den Speichel.

2. Trinken Sie ein gut temperiertes Getränk (nicht zu heiß und nicht zu kalt) in kleinen Schlucken oder Lutschen Sie ein Hustenbonbon, um die Schleimhäute zu befeuchten.

3. Atmen Sie auf jeden Fall durch die Nase ein und mit der Lippenbremse aus. Sie können auch kurz die Luft anhalten (kein Luftstrom bedeutet keinen Reiz) und atmen dann langsam weiter. Atmen Sie oberflächlicher, bis der Reiz nachlässt.

4. Sprechen Sie keine langen Sätze, sprechen Sie langsam und wenden Sie sich Ihrem Atem zu, indem Sie zum Beispiel Ihre Körpermitte (Bauchgegend) sanft ausstreichen. Lauschen Sie dann mit den Händen der Atembewegung Warten Sie geduldig ab, bis der Reiz nachlässt und vermeiden Ihre individuellen Hustenauslöser.
5. Schonend und diszipliniert zu husten stellt eine Herausforderung dar, weshalb es wichtig ist, dass Sie dieses Verhalten üben, möglichst in beschwerdearmen Zeiten, damit Sie leichter durch den nächsten Hustenanfall kommen.

4.3 Behandlung des Hustens

Warum Schleim nicht wässrig werden darf

Viele Menschen mit quälendem Reizhusten klagen, dass sie Schleim spüren, aber nicht hochbekommen. Schleim spielt beim Thema Husten, wie wir gesehen haben, eine wichtige Rolle. Was die Patienten in dieser Situation jedoch fühlen, ist nicht Schleim, sondern ihre geschwollenen und verletzten Schleimhäute. Die freiliegenden, gereizten Nervenfasern lösen einen Hustenstoß nach dem anderen aus.

Die sogenannten Becherzellen in der Schleimhaut produzieren das Sekret, das die Aufgabe hat, die Bronchien zu reinigen. Stellen Sie sich Schleim dabei vor wie ein dickflüssiges Öl, in dem alles haften und kleben bleibt, was wir im Laufe des Tages einatmen, Dreck, Pollen und manches mehr. Um das Förderband der Flimmerhärchen zu unterstützen, greifen viele Menschen zu schleimlösenden Medikamenten und erhoffen sich davon eine Lösung ihres Problems. Was sie nicht wissen, ist, dass der Einsatz von Schleimlösern häufig nicht hilft, sondern das Reinigungssystem behindert. Wie kann das sein? Man nimmt doch Schleimlöser, um besser abhusten zu können! Um das zu verstehen, muss man sich ansehen, was die verschiedenen Schleimlöser bewirken.

Es gibt pflanzliche Schleimlöser, die die Schleimzusammensetzung günstig beeinflussen können, allerdings ist ihre Wirkung eher gering.

Andere Schleimlöser, wie beispielsweise Ambroxol, funktionieren, indem sie die Schleimzellen zur vermehrten Produktion von Schleim anregen. Das ist förderlich, wenn zu wenig Schleim vorhanden ist.

Ein dritter, und der im Übrigen am meisten verkaufter Typ von Schleimlösern, Acetylcystein (ACC), funktioniert, indem er dickflüssigen Schleim verflüssigt. Schleimmoleküle werden durch sogenannte ›Schwefelbrücken‹ zusammengehalten, die durch dieses Medikament gespalten werden, wodurch das Sekret flüssiger wird. Das kann durchaus sinnvoll sein, insbesondere wenn der Schleim in Folge eines Infektes klebrig und zäh wird.

Mir ist es immer ein besonderes ›Vergnügen‹, wenn ich nüchtern am Morgen von einem Patienten höre: »Mein Schleim ist furchtbar zäh, wollen Sie mal sehen?«

Unvergesslich bleibt mir die Bäuerin aus Berghülen auf dem schwäbischen Alb, die mir, bevor ich abwehren konnte, ein Marmeladenglas mit ihrem Schleim vor die Nase hielt. »Schauen Sie mal, wie dick er ist!« Sie drehte das Glas um, der gelblich verfärbte Schleim blieb oben hängen. Resignierend meinte ich: »Gut, das überzeugt mich, jetzt ist mir aber ganz *anders. Ich habe noch nichts im Magen.« Die Bäuerin packte ihr Marmeladenglas wieder ein, zog ein gleich aussehendes Marmeladenglas mit ähnlichem Inhalt aus der Tasche und überreichte es meiner Assistentin. »Ja Mädle, Ihr könnt` s doch euren Doktor nicht nüchtern arbeiten lassen. Gehen`s in die Küche und machen ihm ein gutes Quitten-Marmelade-Brot.« Meine ebenso verdutzte Helferin nahm das Glas, verschwand in der Küche und brachte mir ein Quittenbrot, das mir an diesem Morgen allerdings nicht so recht schmeckte.*

In solchen Fällen macht es Sinn, Schleim zu verflüssigen, damit die Flimmerhärchen wirkungsvoll arbeiten können.

Was passiert aber, wenn der Schleim von normaler Konsistenz ist und man trotzdem ein schleimlösendes Medikament nimmt?
Ganz einfach: Der Schleim wird flüssiger. Wenn aber normales Sekret mit der richtigen Dicke verflüssigt wird, dann wird es wässriger.
Was bedeutet das für den Transport von Schleim? Nun, die Flimmerhärchen versuchen, auch diesen Schleim nach oben zu bringen, aber spätestens in den größeren Bronchien geht das schief. Die Flimmerhärchen tun ihr Bestes, wenn der Schleim zu dünnflüssig wird, rutschen sie allerdings ab und der Schleim läuft wieder zurück nach unten. Die Gesetze der Schwerkraft gelten auch in der Lunge.

Bitte merken Sie sich:
Wenn Sie husten und verschleimt sind, dann ist die Einnahme von Schleimlösern sinnvoll, wenn der Schleim zäh und dick ist. Normales Sekret profitiert nicht davon, wenn ein Schleimlöser genommen wird, es schadet sogar.

Stoßdämpfer für die Bronchien

Wie steht es dann mit Hustendämpfern? Lange Zeit galt es als wenig sinnvoll, hustenstillende und schleimregulierende Medikamente gleichzeitig zu nehmen, sozusagen auf Bremse und Gas zu treten. Mittlerweile wissen wir, dass es in manchen Fällen, vor allem bei akuten Atemwegsinfekten mit gelblich verfärbtem, zähem Schleim, sinnvoll sein kann. Dann wird für einige Tage morgens ein Schleimlöser eingesetzt, um das Husten zu erleichtern, und zur Nacht ist es sinnvoll, den Husten zu reduzieren, um besser einzuschlafen und die Schleimhaut zu schonen. Sinnvoll ist es darüber hinaus immer, schleimlösende und schleimhautberuhigende Tees zu trinken.

Heißer Dampf für kranke Schleimhäute?

Wie oft haben Sie schon empfohlen bekommen: Inhalieren hilft kranken Schleimhäuten. Doch Vorsicht! Sie sollten keinesfalls mit einem Handtuch über Kopf und Topf oder mit einem Heißwasser-Inhalator inhalieren, wenn Sie unter Asthma oder COPD leiden. Inhalieren ist keine Allzweckwaffe, und nicht alles, was in der sogenannten Volksmedizin praktiziert wird, ist sinnvoll. Das Problem ist, nach allem, was wir bisher erfahren haben, naheliegend. Wenn Sie mit heißem Wasser inhalieren, atmen Sie heißen Dampf ein, der aus Wassermolekülen besteht. Geben Sie vorher irgendwelche ätherischen Essenzen in das Wasser, dann riecht das Wasser gut, es bleibt aber Wasser. Das gilt auch, wenn Sie beispielsweise in einem Topf heißes Salzwasser geben, denn das Salz bleibt im Topf und was oben ankommt, ist reiner Wasserdampf.

Wenn Sie herausfinden wollen, wie sinnvoll es ist, reines Wasser zu inhalieren, empfehle ich Ihnen, an einem feucht-nebligen Wintertag einmal zügig durch die Landschaft zu laufen. Wenn Sie empfindliche Bronchien haben, werden Sie in der Regel schnell feststellen, dass Ihnen das gar nicht gut tut. Nebel ist Wasser, angereichert mit ein paar Luftschadstoffen, was empfindlichen Schleimhäuten den Rest geben kann.

Wenn Sie heißen Dampf inhalieren, dann kommt dazu, dass durch die Wärme die ohnehin geschwollene Schleimhaut weiter anschwillt und damit die Durchlässigkeit der Bronchien anhaltend schlechter wird.

Außerdem enthält das Gewebe in unserem Körper kein reines Wasser, sondern eine sogenannte isotonische Kochsalzlösung, die aus einer 0,9-prozentigen Salzlösung besteht. Wenn Sie mit einer 0,0-prozentigen Salzlösung, sprich mit reinem Wasser inhalieren, dann ist klar, was jetzt passiert: Durch das Ungleichgewicht der Teilchenkonzentration wandert das Wasser in den Bronchien in die Schleimhaut hinein. Diese quellen stärker auf und die Wärme begünstigt diesen Prozess.

Die Folge ist, dass die Bronchien dicker anschwellen und Sie letztlich, auch wenn es gut gerochen hat und Sie sich damit etwas Gutes tun wollten, eine stärkere Schwellung haben als zuvor.

Inhalieren Sie daher am besten mit einer 0,9%-igen Inhalationslösung und verwenden Sie dafür ein elektrisches Inhaliergerät, mit dem Sie die Salzlösung ggf. auch mit Medikamenten vollständig vernebeln und einatmen können.

Salzwasser lässt Schwellung schrumpfen!

Nehmen Sie statt einer 0,9-prozentigen Salzlösung beispielsweise eine zwei- oder dreiprozentige Salzlösung, so entspricht das in etwa einer Meerwasserinhalation, und

Sie haben jetzt einen umgekehrten Gradienten, wie man in der Physik sagen würde. Der Salzgehalt der Lösung in den Bronchien ist höher als der im geschwollenen Gewebe, das heißt, Wasser wird aus der Schleimhaut abgesaugt und ins Innere der Bronchien übertreten. Das lockert den Schleim und lässt die geschwollene Schleimhaut dünner werden. Die Luft kommt besser hindurch und wir erzielen somit den gewünschten therapeutischen Effekt einer Inhalation. Das erreicht man allerdings nicht mit einem Dampf-Inhalator, sondern Sie brauchen ein Inhalationsgerät, das Salzlösung und Medikamente komplett zerstäubt und damit wirklich in den Bronchien wirksam macht.

Diese Kochsalzbehandlung lässt sich zusätzlich mit einer einfachen physikalischen Therapie kombinieren, dem Abklopfen. Den Brustkorb abzuklopfen oder zum Vibrieren zu bringen, stellt eine gute Möglichkeit dar, festsitzenden Schleim zu lockern und somit aus dem Körper zu entfernen. In der Regel führt eine Kombination dieser beiden Anwendungen zu einem guten therapeutischen Effekt, bei dem andere Schleimlöser nicht mithalten können.

Partnertherapie als Schleimlöser.

Oft kommen Ehepaare zu mir, wenn ein Partner mit chronischem Husten und Verschleimung zu kämpfen hat. Der eine hustet, der andere ist genervt, und beide leiden. Ich empfehle ihnen gerne anstelle von schleimlösenden Medikamenten eine Art Partnerschaftstherapie.

Bei allen Formen von Husten und Verschleimung ist es heilsam, die Schwerkraft zu nutzen. Ich bitte Patienten daher, sich entweder mit einem Kissen unter dem Bauch ins Bett zu legen oder den Oberkörper aus dem Bett oder über einen Stuhl hängen zu lassen, damit ein Gefälle für die Lunge entsteht. Die ›Hanglage‹ erleichtert das Abhusten von Schleim erheblich. Ich frage dann gerne, wie zärtlich der helfende Partner veranlagt ist. Dafür erntet man ein erstauntes oder verdutztes Lächeln, doch ich löse die Situation schnell auf:

Bei einem zärtlichen Partner kann man es wagen, ihn zu bitten, mit der geballten Faust von unten nach oben den Brustkorb abzuklopfen, sprich die Lunge in Schwingungen zu versetzen. Aber zärtlich – dabei sollen schließlich keine Rippen gebrochen werden! Sinnvoll ist es, diese ›Therapie‹ auf beiden Lungenseiten drei oder vier Mal zu wiederholen.

Eine zweite Variante ohne Gefahr für die Rippen ist, dass man sich neben den Partner kniet, die Hände gespreizt auf den Rücken legt und vibrieren lässt. Man kann diesen Vorgang dann auf drei bis vier Ebenen übereinander wiederholen und auch so den Schleim freirütteln.

Für alleinstehende Patienten (oder für Patienten, die keinen geeigneten Partner für solche krankengymnastische Prozeduren an ihrer Seite wissen) gibt es die Möglichkeit, durch kleine Atemtherapiegeräte die Luft beim Ausatmen in Schwingungen zu versetzen. Auch damit lässt sich Schleim freirütteln und chronischer Husten behandeln. Wichtig ist, egal wie man es macht, dass Sekret bei Husten und Verschleimung effektiv aus den Bronchien heraustransportiert wird, um zu verhindern, dass es zu bakteriellen Infektionen kommt.

5. Die wichtigsten Krankheiten von Bronchien und Lunge

5.1 Immunsystem im Einsatz: der Atemwegsinfekt

Jeder von uns hat immer wieder einmal einen Atemwegsinfekt, kommt hustend oder mit laufender Nase nach Hause und überlegt, wo und womit er sich denn angesteckt haben könnte. Die Ursache hierfür ist meistens ein harmloser Virusinfekt, der vor allem in den Übergangsjahreszeiten, also Herbst oder Frühling, auftritt und mitunter ganze Regionen lahmlegt.

Viren waren schon immer unangenehme Zeitgenossen, gegen die man sich mit Ausnahme des wirklichen Grippevirus und Corona kaum schützen kann und die auch mit Antibiotika nicht zu behandeln sind. Das Einzige, was hilft, ist eine rechtzeitige Impfung oder man riskiert eine Erkrankung. Dann muss man die Akutphase, die häufig mit hohem Fieber und allgemeinem Krankheitsgefühl, Kopf- und Gliederschmerzen einhergeht, aussitzen oder besser gesagt ausliegen.

Wichtig ist, dass man, wenn man akut erkrankt ist, zu Hause bleibt, da in dieser Phase die Gefahr besteht, dass bei jedem Schnäuzen, Husten oder Niesen massenhaft Viren in die Umwelt geblasen werden, die ihrerseits wieder andere Menschen infizieren können. Nach drei bis vier Tagen sollte es dann wieder besser gehen. Bis dahin heißt es: möglichst wenige anstecken, das gilt auch für den Arbeitsplatz und bleibt auch in Zeiten einer Entschärfung der COVID-19 Situation richtig.

Wir halten es seit Corona übrigens in unserer Praxis so, dass generell in Zeiten vermehrter Infekte für alle Mitarbeiter Maskenpflicht vorübergehend besteht, bis das akute Krankheitsgeschehen wieder abebbt. Das hat sich bewährt und ist als jeweils zeitlich befristete Maßnahme geeignet, Infektionswellen die Spitze zu nehmen. Ich persönlich verwende in solchen Zeiten eine Maske überall dort, wo ich auf größere Menschenmengen stoße - spätestens dann, wenn um mich herum geniest und gehustet wird. Gegen Allergene helfen Masken hervorragend. Wo Viren und Bakterien zurückgehalten werden, gilt dies erst recht für Pollen, Hausstaubmilben oder Tierhaare sowie Schimmelpilze. Sind Sie also Allergiker und können manchen Belastungen nicht konsequent aus dem Weg gehen, ist selbst eine grüne OP-Maske ein gutes Mittel, um den Bedarf an Medikamenten gering zu halten.

Wie umgehen mit Fieber und Antibiotika?

Fieber ist eine natürliche Reaktion des Körpers auf eine Infektion oder Entzündung. Es spielt eine wichtige Rolle bei der Abwehr von Krankheitserregern und der Aktivierung des Immunsystems. In den meisten Fällen ist es nicht notwendig, das Fieber zu senken, da es ein Zustand ist, in dem der Körper aktiv gegen die Infektion kämpft. Es gibt jedoch Situationen, in denen eine Senkung des Fiebers erforderlich ist, zum Beispiel bei Fieberkrämpfen oder drohendem Bewusstseinsverlust.

Wenn es um den Einsatz von Antibiotika geht, ist es zwingend, eine klare Indikation für deren Verwendung zu haben. Antibiotika sind Medikamente, die gegen bakterielle

Infektionen wirksam sind, haben keine Wirkung auf virale Infektionen. Daher ist es notwendig, zwischen bakteriellen und viralen Infektionen zu unterscheiden.
Die sichere Diagnose einer bakteriellen Infektion kann eine Herausforderung sein, da viele Symptome von viralen Infektionen ähnlich sind. Eine bakterielle Infektion wird oft von einer Verschlechterung des Allgemeinzustandes, Fieber, gelblich-grünem Auswurf und erhöhten Entzündungsmarkern im Blut wie dem C-reaktiven Protein (CRP) begleitet. In einigen Fällen kann eine Röntgenaufnahme der Lunge bei Verdacht auf eine Lungenentzündung hilfreich sein.
Wenn eine bakterielle Infektion diagnostiziert wird oder der Verdacht besteht, dass eine Lungenentzündung vorliegt, ist der Einsatz von Antibiotika gerechtfertigt. Es ist unabdingbar, die vom Arzt verordnete Dosierung und Behandlungsdauer genau einzuhalten, um eine effektive Bekämpfung der Bakterien sicherzustellen und die Entstehung von Antibiotikaresistenzen (Antibiotika wirken nicht mehr) zu verhindern. Ein vorzeitiges Beenden der Antibiotikatherapie kann dazu führen, dass Bakterien überleben und resistent gegen die verwendeten Antibiotika werden.

Der Einsatz von Antibiotika ist jedoch nicht immer erforderlich. Die meisten Atemwegsinfektionen werden durch Viren verursacht, gegen die Antibiotika wirkungslos sind. In solchen Fällen ist es ratsam, andere Maßnahmen zur Linderung der Symptome zu ergreifen: Ruhe, ausreichende Flüssigkeitszufuhr und - wenn nötig - fiebersenkende Medikamente, um das allgemeine Wohlbefinden zu verbessern.

Die Entwicklung von Antibiotikaresistenzen ist ein wachsendes Problem. Daher sollte man die Einnahme von Antibiotika auf das Notwendigste zu beschränken und komplementäre Behandlungsmöglichkeiten in Betracht zu ziehen. Es werden kontinuierlich Bemühungen unternommen, neue Antibiotika zu entwickeln und den Einsatz bestehender Antibiotika zu optimieren, um die Wirksamkeit dieser lebensrettenden Medikamente aufrechtzuerhalten.

Die Verwendung von Antibiotika ist eine Medaille mit zwei Seiten. Es ist noch nicht lange her, dass eine Lungenentzündung mit einer Wahrscheinlichkeit von 30 bis 40 Prozent zum Tode geführt hat. Ohne Antibiotika wäre das noch immer der Fall. Bei einem unkritischen Einsatz von Antibiotika wächst allerdings die Wahrscheinlichkeit, dass Bakterien Antibiotikaresistenzen ausbilden und es problematischer wird, Antibiotika erfolgreich einzusetzen. Besondere Gefahren drohen hierbei aus der Landwirtschaft beziehungsweise der Viehzucht, in der der Einsatz von Antibiotika deutlich bedenkenloser erfolgt als beim Menschen. Es gibt bereits erste Bakterien, die gegen alle im Moment erhältlichen Antibiotika unempfindlich geworden sind, sogenannte multiresistente Bakterien oder multiresistente Erreger (MRE). Deshalb empfiehlt es sich, kritisch mit Antibiotika umzugehen, damit wir über ihre Hilfe weiter·verfügen können, wenn wir sie wirklich brauchen. [7]

<u>5 Tipps zum Umgang mit Fieber und Antibiotika:</u>

1. Beachten Sie, dass Fieber eine natürliche Reaktion des Körpers auf eine Infektion ist und in den meisten Fällen keine sofortige Şenkung erfordert.

Achten Sie stattdessen darauf, ausreichend Flüssigkeit zu sich zu nehmen und Ruhe zu bewahren.

2. Konsultieren Sie einen Arzt, wenn das Fieber länger als drei Tage anhält, stark ansteigt oder von anderen schwerwiegenden Symptomen begleitet wird.
3. Bei Fieberkrämpfen oder Bewusstseinsverlust muss das Fieber gesenkt werden. Verwenden Sie dazu geeignete Maßnahmen wie das Anlegen von Wadenwickeln oder fiebersenkenden Medikamenten. Konsultieren Sie bitte in solchen Fällen unbedingt einen Arzt.
4. Nehmen Sie Antibiotika nur ein, wenn sie von einem Arzt verschrieben wurden und es eine klare Indikation für ihre Verwendung gibt. Verwenden Sie sie nach den Anweisungen des Arztes und beenden Sie die Behandlung nicht vorzeitig.
5. Beachten Sie, dass Antibiotika nur gegen bakterielle Infektionen wirksam sind und keine Wirkung gegen virale Infektionen haben. Daher ist es wichtig, zwischen bakteriellen und viralen Infektionen zu unterscheiden, um den richtigen Zeitpunkt für den Einsatz von Antibiotika zu bestimmen.

5.2 Das Ökosystem der Lunge

Eine Voraussetzung für gesunde Atemwege und eine aktive Abwehr ist eine vielfältige und ausgewogene Besiedlung unserer Schleimhäute mit verschiedensten Mikroorganismen.

In den letzten Jahren hat das Wissen über die Besiedelung von Körperoberflächen mit Bakterien und Pilzen zunehmend an Bedeutung gewonnen. Diese Mikroorganismen spielen eine entscheidende Rolle bei vielen Prozessen in unserem Körper. Es geht nicht darum, Eindringlinge grundsätzlich zu bekämpfen, sondern vielmehr darum, ein einvernehmliches Zusammenspiel zwischen dem Körper und den Mikroorganismen zu erreichen und aufrechtzuerhalten. Dieser Prozess beginnt bereits vor unserer Geburt.
Wir wissen mittlerweile, dass Neugeborene ausreichend mit den Bakterien der Mutter in Kontakt kommen müssen, um ihr eigenes Immunsystem zu stärken. Daher spielt es eine Rolle, ob ein Kind per Kaiserschnitt oder auf natürlichem Weg geboren wird. Bei einer Kaiserschnittgeburt wird daher versucht, die natürlichen Bakterien der Mutter dem Kind durch geeignete Maßnahmen zu übertragen.

Auch an den Schleimhäuten der Lunge ist eine Besiedelung mit geeigneten Bakterien entscheidend. Verschiedene Studien zeigen, dass die Zusammensetzung der Bakterien in der Lunge bei gesunden Patienten und bei Patienten mit chronischen Atemwegserkrankungen unterschiedlich ist. Besonders bei strukturellen Veränderungen in der Lunge, wie dauerhaften Schäden im Bronchialsystem oder den Lungenbläschen, treten Bakterien auf, die normalerweise dort kaum zu finden sind. Ein Beispiel dafür sind Streptokokken, die bei eitrigen Entzündungen im Auswurf nachgewiesen werden. Ihr Vorhandensein deutet darauf hin, dass etwas nicht in Ordnung ist. In einer gesunden Lunge finden sich Bakterien, die eine herausragende Rolle bei den Stoffwechselprozessen spielen, und ansonsten keine Probleme verursachen. Besonders im Hinblick auf Infektionen und deren Behandlung mit Antibiotika ist es wichtig, das Wissen über gesundheitsförderliche Bakterien zu vertiefen und die Forschung voranzutreiben. Es ist vorstellbar und wünschenswert, dass eines Tages ein Spray entwickelt wird, mit dem nach Infektionen gezielt vorteilhafte Mikroorganismen inhaliert werden können, um schnellstmöglich ein gesundes Mikrobiom in der Lunge wiederherzustellen.[8]

5 Tipps zur Schaffung eines gesunden Lungen-Bioms:

1. Achten Sie auf eine gesunde Ernährung und eine ausgewogene Lebensweise, um eine Besiedelung von Körperoberflächen mit hilfreichen Mikroorganismen zu unterstützen.

2. Vermeiden Sie übermäßige Hygienemaßnahmen, die die natürliche Besiedelung mit Mikroorganismen beeinträchtigen können. Eine natürliche Besiedelung mit Bakterien und Pilzen ist unabdingbar für ein gesundes Mikrobiom.

3. Bei der Geburt eines Kindes sollten natürliche Wege bevorzugt werden, um den Transfer von Bakterien von der Mutter auf das Kind zu fördern. Falls ein Kaiserschnitt notwendig ist, können Maßnahmen ergriffen werden, um dennoch eine Übertragung der natürlichen Bakterien zu ermöglichen.

4. Bei chronischen Atemwegserkrankungen ist es ratsam, die Besiedelung der Lunge mit gesundheitsförderlichen Bakterien zu fördern. Dies kann durch gezielte Therapien, wie die Entfer-

nung schädlicher Bakterien durch Meerwasserinhalationen, erreicht werden. Sprechen Sie hierzu mit einem Arzt.

5. Bleiben Sie auf dem Laufenden über aktuelle Forschungsergebnisse und Entwicklungen im Bereich des Mikrobioms. Neue Erkenntnisse könnten zu innovativen Therapiemöglichkeiten führen, um das Gleichgewicht zwischen dem Körper und den Mikroorganismen aufrechtzuerhalten bzw. wiederherzustellen.

5.3 Unterschätzte Gefahr: die Lungenentzündung.

Den Jüngeren unter Ihnen fehlt gegebenenfalls die Erinnerung, dass eine Lungenentzündung früher eine häufige und gefährliche Erkrankung war. Jeder Dritte, der eine Lungenentzündung bekam, starb daran. Erst seit im Rahmen der Corona-Pandemie wieder viele Menschen an einer Lungenentzündung erkrankten und anfangs häufig daran verstarben, ist dieses Krankheitsbild wieder vermehrt ins Bewusstsein der Menschen zurückgekehrt.

In alten Lehrbüchern der Lungenheilkunde fehlt es nicht an Beschreibungen und Ratschlägen zu diesem Krankheitsbild. Typischerweise erkrankte der Patient an zunehmendem Fieber, Auswurf, manchmal auch vermischt mit Blut. Dann kam der Tag der Entscheidung, die sogenannte Krisis. Häufig am siebten Tag der Erkrankung fiel der Patient in sehr hohes Fieber und verlor mitunter das Bewusstsein. Angehörige wachten an seinem Lager und versuchten mit Wadenwickeln und anderen, teilweise martialischen Maßnahmen, das Fieber zu senken. Am nächsten Morgen schlug der Patient dann entweder die Augen auf und verlangte nach Essen – oder er starb.

Meine Oma, eines von dreizehn Kindern, erzählte mir mit zittriger Stimme, dass fünf ihrer Geschwister auf diese Weise zu Tode kamen. Nach Lungenentzündungen, frühem Kindstod, Unfällen und Kriegseinwirkungen blieben insgesamt drei Kinder übrig, was im vorletzten Jahrhundert keine Ausnahme, sondern die Regel war.

Und leider sind wir diesbezüglich tatsächlich auf dem Weg in die Vergangenheit. 1,25 Mio. Menschen erkrankten 2019 in Deutschland an einer Lungenentzündung, und etwa 5 Prozent starben daran. Jedes Jahr fiel schon vor Corona die Bevölkerung einer mittelgroßen Stadt der Lungenentzündung zum Opfer.

Um zu verstehen, was bei dieser oft unterschätzten Erkrankung vor sich geht, bemühen wir noch einmal unser geschrumpftes Forscherteam und schicken es ins Zentrum einer Lungenentzündung.

Zunächst sieht alles normal aus. Auf halbem Weg in den einen Lungenflügel kommt uns schon gelber Schleim entgegen. Diese Verfärbung wird durch tote Bakterien und heldenhaft kämpfende und dabei ums Leben gekommene Abwehrzellen hervorgerufen. Rasch nähern wir uns dem Zentrum der Auseinandersetzung. Die Schleimhaut der Bronchien ist zunehmend geschwollen, an manchen Stellen tritt Blut aus. Die links und rechts abgehenden Seitengänge sind teilweise schlitzförmig verengt, die Schleimhaut aufgequollen, und Luftblasen zeigen, dass dahinter ein normaler Luftaustausch nicht mehr erfolgt. Der Sauerstofftransport wird durch die Entzündung zunehmend eingeschränkt. Wir versuchen, ein Stück tiefer in die Lunge hineinzukommen, doch die

Luft wird immer stickiger und heißer. Wo immer einer der Erreger unschädlich gemacht wird, kommen zwei oder drei neue zum Vorschein (meist handelt es sich dabei um Bakterien, Viren oder Pilze). Was hier abläuft, ist ein Wettlauf mit der Zeit, die lebensentscheidende Frage lautet: Wer ist schneller?

Das Immunsystem unter Feuer

Bakterien vermehren sich im Zehn–Minuten-Takt oder schneller. Auf der anderen Seite versucht die Abwehr unseres Körpers, die unerwünschten Eindringlinge zunächst erkennungsdienstlich zu behandeln, um anschließend mit zunehmender Geschwindigkeit körpereigene Zellen, die mithelfen, Krankheitserreger abzuwehren, auf sie anzusetzen. Das ist ein langwieriger Prozess, doch durch die erhöhte Körpertemperatur laufen viele Prozesse in den Zellen schneller ab, die Schussfolge der Abwehrzellen erhöht sich. Allerdings muss der Körper aufpassen, dass er dabei nicht überhitzt. Steigt das Fieber zu stark an, können Verwirrung und Koma die Folge sein. Bei ernsthaften Erkrankungen wie dieser geht unser Immunsystem das Risiko ein, denn letztendlich ist hier eine Abwehrschlacht im Gange. Und das Tempo ist ein entscheidender Faktor.
Auf diesem Gedanken beruht auch die Idee von Impfungen. Bei einer Impfung präsentieren wir dem Immunsystem abgetötete oder abgeschwächte Erreger mit dem Ziel, das Abwehrsystem mit den Feinden bekanntzumachen und gegebenenfalls einen ersten Vorrat an Abwehrmitteln bereitzustellen. Kommt es dann tatsächlich zu einer Auseinandersetzung, muss der Körper nicht erst schwerfällig die Feinde analysieren, Abwehrstoffe

entwickeln und produzieren, sondern hat sofort alles zur Verfügung, was er braucht. Kurz: Unser Immunsystem erhält einen Zeitvorteil, der den Unterschied ausmachen kann.

In unserem umkämpften Lungenflügel sind wir über dieses Stadium schon hinaus, deshalb tobt hier eine erbitterte Schlacht mit ungewissem Ausgang. Wird in dieser Phase ein Röntgenbild der Lunge angefertigt, dann lässt sich der entzündete Lungenabschnitt gut erkennen. Was vorher mit Luft gefüllt wurde, ist mit Eiter gefüllt, die Luft ist weitgehend verschwunden und das Atmen erschwert. Mit so einem Röntgenbild ist die Diagnose Lungenentzündung klar.

5.4 Luft am falschen Ort: Pneumothorax

Eine gefährliche Erkrankung des Rippenfells ist der Pneumothorax. Eigentlich ist das keine Erkrankung des Rippenfells, sondern der Lunge selbst. Manche Menschen haben Blasen im Lungenmantel, die ausnahmsweise nichts mit dem Rauchen zu tun haben, sondern angeborene Hohlräume in der Lunge darstellen. Solche Blasen können einreißen und dazu führen, dass die Lunge spontan zusammenfällt.

Wie Sie wissen, enthält das Rippenfell nicht nur kleine Mengen Gleitflüssigkeit, hier herrscht auch leichter Unterdruck. Das schwammige Hohlorgan Lunge besteht eigentlich nur aus gut zwei Handvoll Lungengewebe, der Rest ist Luft. Der leichte Unterdruck im Pleuraspalt ermöglicht ein Ausdehnen der Lunge im Brustkorb zu voller Größe. Kommt es zu einer Verletzung des Brustkorbs (beispielsweise durch einen Messerstich) oder eben zum

Einriss einer Luftblase in der Lunge, dann strömt Luft aus den Bronchien oder von außen in die Pleura hinein, der Unterdruck geht verloren und die Lunge fällt zusammen. Wir erleben dies im Zusammenhang mit Autounfällen, wenn es beispielsweise durch den Gurt im Auto zu einem Rippenbruch kommt, bei dem sich Rippen in die Lunge spießen und Lungenbläschen verletzen.

Nun ist das Zusammenfallen einer Lunge nicht schlimm. Wir haben ja erfreulicherweise zwei und kommen mit einer Lunge gut zurecht. In der Regel verschließt sich innerhalb weniger Stunden, spätestens nach ein paar Tagen, das Leck in der Lunge wieder, und es baut sich von Neuem Unterdruck auf, sodass sich die Lunge wieder entfaltet. Man kann nachhelfen, indem man einen dünnen Schlauch in den Pleuraspalt einlegt und die Luft aktiv absaugt und so eine Normalisierung der Situation schneller erreicht. Gefährlich werden kann es, wenn beide Lungen betroffen sind, was Gott sei Dank selten der Fall ist. Falls doch, muss der Patient sofort operiert werden.

5.5 Stechende Schmerzen: die Rippenfellentzündung

Auch Patienten mit einer Rippenfellentzündung (Pleuritis) gehören zu den echten Notfällen in einer Lungenarzt-Praxis. Meist beginnt eine Rippenfellentzündung mit außergewöhnlich stechenden Schmerzen beim Husten, Gähnen oder bei tiefer Ein- und Ausatmung.

Eine Rippenfellentzündung tritt häufig im Gefolge einer Lungenentzündung auf – der wir uns gleich im nächsten Kapitel widmen –, kann allerdings ebenso aus heiterem Himmel auftauchen. Wir unterscheiden zwischen zwei

Stadien der Rippenfellentzündung, der ›trockenen‹ und der ›feuchten‹.
Manchmal hört man bei einer feuchten Rippenfellentzündung den Begriff ›Wasser in der Lunge‹. Da befindet sich zwar Flüssigkeit im Brustkorb, jedoch nicht in der Lunge, sondern im Pleuraspalt. Und es handelt sich dabei nicht um Wasser, sondern um Blutflüssigkeit. Eigentlich trifft es ›Wasser in der Lunge‹ also überhaupt nicht.

Um zu verstehen, wie diese Blutflüssigkeit in den Pleuraspalt kommt, muss man sich noch einmal klar machen, warum die Evolution das Rippenfell erfunden hat. Die Evolution musste das Problem lösen, wie sich die Lunge bei jedem Atemzug im Brustkorb reibungsfrei bewegen lässt. Wir atmen in Ruhe im Schnitt zwölf bis fünfzehn Mal pro Minute ein und aus und bewegen dabei die Lunge jeweils gut zwanzig Zentimeter nach unten und anschließend wieder nach oben. Wenn wir gähnen oder husten, kommt durchaus die doppelte Strecke zusammen. Das Raumangebot im Brustkorb ist beschränkt, zumal unterhalb des Zwerchfells weitere Organe liegen. Doch die Natur ist erfinderisch.
Zwischen Brustkorb und Lunge hat sie beiderseitig das Rippen- beziehungsweise Lungenfell gespannt, dazwischen für etwas Unterdruck gesorgt und ein wenig Flüssigkeit hinzugefügt, das als Gleitmittel fungiert. Keiner von uns merkt, dass die Lunge sich im Brustkorb laufend ausdehnt und zurückzieht. Erst, wenn es zu einer Entzündung dieses Häutchens kommt, nehmen wir das Rippenfell wahr, dann allerdings schmerzhaft und heftig, weil es extrem empfindlich ist. Die Lunge enthält ja kaum Nervenfasern, weshalb sich ausgedehnte Entzündungen

oder Tumore in der Lunge entwickeln können, ohne dass irgendwelche Schmerzen darauf aufmerksam machen. Oft ist erst Atemnot oder Husten der Grund, warum Patienten zum Arzt gehen. Ist das Rippenfell in Mitleidenschaft gezogen, zwingt der Schmerz dazu, sofort ärztliche Hilfe zu suchen. Ohne die Gleitflüssigkeit wäre das bei jedem Atemzug der Fall.

Beginnen wir mit der trockenen Rippenfellentzündung. Der Patient oder die Patientin empfindet diese stechenden Schmerzen bei jeder Atembewegung. Im Röntgenbild erkennt der Pneumologe zu diesem Zeitpunkt noch nichts, er hört aber mit dem Stethoskop ein knarrendes Geräusch beim Atmen. Die trockene Rippenfellentzündung gehört zu den Erkrankungen, die man nur durch Abhören der Lunge feststellen kann.
Das Geräusch entsteht, weil sich im Rippenfell im Rahmen einer Entzündung durch Bakterien oder Viren viele wunde Stellen bilden, die beim Atmen aneinander reiben und schmerzen. Das führt zum Befund einer trockenen Rippenfellentzündung, dieses Stadium der Erkrankung dauert meist nur kurze Zeit an - bevor der Schmerz genauso schnell verschwindet, wie er gekommen ist. Doch der Schein trügt. Das entzündete Rippenfell produziert zunehmend Flüssigkeit, wodurch sich der Pleuraspalt verbreitert und die beiden Pleuraseiten bei ansteigender Flüssigkeit nicht mehr aufeinander reiben. Allerdings, Sie ahnen es schon, wird die Flüssigkeit weniger, kommt der Schmerz wieder.

Zunehmende Flüssigkeitsmengen im Pleuraspalt führen oft zu zunehmender Atemnot, weil die Flüssigkeit im

Pleuraspalt der Lunge Platz wegnimmt. Durch ein Röntgenbild oder eine Ultraschall-Untersuchung des Rippenfells lässt sich diese Situation rasch erkennen, man spricht nun von einer ›nassen‹ oder ›feuchten‹ Rippenfellentzündung. Hier ist es unter Umständen notwendig, Flüssigkeit zu entfernen, damit der Patient wieder genügend Luft bekommt. Man nennt das eine Pleurapunktion, die ein Lungenarzt vornehmen kann. Dabei wird unter örtlicher Betäubung mit einer Nadel der Pleuraspalt angestochen und die Flüssigkeit abgesaugt. Mitunter kommen hier erstaunliche Mengen an Flüssigkeit zum Vorschein, die höchste Menge, die ich je erlebt habe, waren über zwei Liter. Solche zusätzlichen Mengen zwischen Rippen und Lunge führen zu erheblicher Atemnot.

Eine häufige Ursache für derartige Mengen sind Tumore, die sich in der Lunge und im Rippenfell ausbreiten. Diese produzieren sehr viel Flüssigkeit, weshalb der Patient wiederholt den Arzt aufsuchen muss, um die Flüssigkeit abzusaugen. Durch Medikamente kann man dafür sorgen, dass die beiden Zwerchfellblätter verkleben und später vernarben, sodass keine großen Mengen an Flüssigkeit mehr austreten und die Lebensqualität des Patienten steigt.

5.6 Wie ein Blitz: die Lungenembolie

In meiner Nachbarschaft stand vor einigen Jahren eine knapp dreißigjährige Frau unter der Dusche. Plötzlich gab es einen Schlag, und der hinzustürzende Ehemann fand sie leblos auf dem Boden liegend. Der Notarzt konnte nichts mehr unternehmen. Diagnose: Lungenembolie.

Bei der Lungenembolie handelt es sich in aller Regel um ein akutes Geschehen, bei dem ein Blutgerinnsel (Thrombus), das meist aus den Venen der Beine oder des Unterbauchs stammt, wie ein Korken im Blut mitschwimmt und so in die rechte Herzkammer gelangt. Von dort aus wird es in die Lungengefäße gepresst. Dann ist die Größe des Gerinnsels entscheidend. Ist es klein, verstopft es in der Lunge ein Blutgefäß, das kann zu Atemnot, Schmerzen, manchmal blutigem Auswurf führen, meist erholt sich die Lunge relativ folgenlos davon. Ist das Gerinnsel zu groß, bleibt es gleich am Beginn des Gefäßsystems der Lunge stecken, dann pumpt die rechte Herzkammer noch zwei oder drei Mal gegen den plötzlichen Widerstand an, um dann aufzugeben. Der Mensch stirbt. Der sogenannte plötzliche Herztod ist häufig hierdurch verursacht.

Diese Ereignisse passieren meist aus heiterem Himmel, sie haben jedoch eine Vorgeschichte. Es gibt Faktoren, die die Entwicklung von Thrombosen beeinflussen. Wir wissen heute, dass Übergewicht, Bewegungsmangel und Rauchen das Risiko der Lungenembolie vor allem bei Frauen erheblich steigern. Besonders problematisch sind Phasen, in denen der Körper durch Operationen oder Unfälle ruhiggestellt wird, sich vermehrt Schwellungen bilden und die Blutgerinnung stärker gefordert ist. Daraus hat man gelernt: Wer heutzutage ins Krankenhaus kommt, und im Bett inaktiviert wird, bekommt Thrombosespritzen, das heißt, er bekommt Heparin als Medikament gespritzt, das die Entwicklung von Thrombosen und in letzter Konsequenz Lungenembolien verhindern soll.

Ansonsten gilt: Wenn Sie plötzlich und ohne erkennbaren Grund von einem Tag auf den anderen kurzatmig werden und die Treppe nicht mehr hochkommen, dann sollten Sie auf einer sofortigen Untersuchung zum Ausschluss einer Lungenembolie bestehen. Es gibt einen Bluttest, der Ihr Blut auf bestimmte Proteine, sogenannte D-Dimere, untersucht und innerhalb weniger Minuten klären kann, ob es Hinweise auf ein Blutgerinnsel gibt. Falls ja, kann durch eine Computertomografie der Lunge ebenfalls in kürzester Zeit geklärt werden, ob eine Lungenembolie vorliegt oder nicht. Und falls das der Fall sein sollte, kann umgehend eine zielgerichtete Therapie begonnen werden. Besonders gilt dies alles für Menschen, die bereits Thrombosen oder Embolien hatten oder in deren Verwandtschaft entsprechende Probleme aufgetaucht sind. Es gibt familiäre Faktoren, die die Neigung zu Thrombosen oder Embolien verstärken.

5.7 Das Comeback der Lungentuberkulose

Vor ein paar Jahren hätte ich wahrscheinlich kein Kapitel zum Thema Lungentuberkulose geschrieben, weil es so aussah, als wäre diese Erkrankung zumindest in diesem Teil der Welt verschwunden. Im Jahr 2001 wurden in Deutschland knapp 4000 Fälle von Tuberkulose registriert, womit Deutschland zumindest zu den Ländern mit der niedrigsten Häufigkeit von Tuberkulose weltweit gehört. Da allerdings nicht mehr systematisch gegen Tuberkulose geimpft wird und auch die routinemäßige Vorsorge im Rahmen des öffentlichen Gesundheitsdienstes beendet wurde, besteht die Gefahr, dass die Zahl von Patienten allmählich wieder zunehmen wird.

Dafür gibt es verschiedene Gründe. Der zunehmende Trend, weltweit Urlaubsreisen zu unternehmen, auch

in Regionen, in denen die Tuberkulose (Tbc, veraltet Schwindsucht) nicht überwunden ist, ist das eine. Zudem führte die Immigration von Menschen aus dem Nahen Osten oder aus den ehemaligen Ostblockländern dazu, dass wir in Deutschland wieder vermehrt mit dem Thema konfrontiert werden.
Eine weitere Zunahme ist durch die kriegerischen Auseinandersetzungen in der Ukraine zu erwarten. Diese Region ist für eine relativ hohe Häufigkeit der Tbc bekannt. Verschlechterte Hygiene, Unterernährung und Lücken in der medizinischen Versorgung fördern zusätzlich die Verbreitung von Tuberkulose.

Um diese Zahlen etwas besser einordnen zu können: Über zehn Millionen Menschen weltweit erkrankten 2019 laut WHO an Tuberkulose, und mehr als 1,5 Millionen starben 2020 daran. [9]

Die Häufigkeit der Erkrankung an Tuberkulose liegt damit vor der von AIDS. Die Kombination beider Erkrankungen ist fatal, da unbehandelte AIDS-Patienten besonders schnell und schwerwiegend an Tuberkulose erkranken. Es gibt Bereiche dieser Welt, etwa im südlichen Afrika und in Asien, in denen die Lungentuberkulose fast jeden 4. Menschen befällt. Hinzu kommt, dass in vielen dieser Länder kaum Behandlungsmöglichkeiten zur Verfügung stehen. Ein Problem bei der Tuberkulose ist, dass es nur relativ wenige Medikamente gibt und dass diese Medikamente größtenteils extrem teuer sind. Die Gesundheitssysteme in Entwicklungsländern überfordert es häufig, die notwendigen Medikamente für alle Erkrankten zur Verfügung zu stellen. Behandlungen erfolgen dann nicht oder zu kurz. Die Folge daraus ist die Entstehung resistenter Bakterienstämme. Kurzbehandlungen können wie ein Trainingslager für Bakterien wirken und sie stärker machen als zuvor. Solche Erreger sind für jeden anderen, der sich ansteckt, beispielsweise Ärzte oder Krankenschwestern, eine Gefahr, da existierende Tuberkulose-Medikamente, auch wenn sie bei uns zur Verfügung stehen, nicht mehr greifen.

Schon Pharaonen litten an Tbc

Lassen Sie uns tiefer in das Thema Tuberkulose einsteigen. Die Tuberkulose ist eine mysteriöse Erkrankung, die seit Jahrhunderten, ja seit Jahrtausenden die Menschheit begleitet. Das wissen wir beispielsweise auf Grund der Untersuchungen ägyptischer Mumien, in denen Tuberkulose der Lunge oder anderer Organe nachgewiesen werden konnte. Immer schon haftet der Tuberkulose ein besonderer Nimbus an. Ich kann mich erinnern, dass mir als Kind meine Eltern verboten haben, mit einem Jungen aus der Nachbarschaft zu spielen, weil dessen Tante an Tuberkulose erkrankt war. Die außerordentliche Angst vor Tuberkulose rührt sicher daher, dass Tuberkulose früher eine Volksseuche darstellte, die mit den damaligen Mitteln kaum behandelt werden konnte. Sie nahm einen sehr langsamen und mitunter tödlichen Verlauf, weshalb man alles unternahm, um möglichen Tb-Kontakten aus dem Weg zu gehen.

Tuberkelbakterien vermehren sich sehr selten, im Durchschnitt alle paar Monate. Wie wir wissen, werden Antibiotika wirksam, wenn sich Bakterien teilen. Wenn sich Tuberkelbakterien nur alle paar Monate teilen, wird daraus verständlich, dass es schwierig ist, die Tuberkulose intensiv zu behandeln. Während andere bakterielle Infektionen in der Regel über einen Zeitraum von wenigen Tagen behandelt werden, müssen wir bei Tuberkulose in Zeiträumen von Monaten, unter Umständen von Jahren denken. Als Mindestbehandlungsdauer einer Tuberkulose wird man heute unter günstigen Umständen mindestens vier bis sechs Monate ansetzen – früher waren es sieben Jahre und mehr.

Eine zweite Besonderheit ist, dass Tuberkelbakterien nicht so ansteckend sind, wie immer befürchtet wird. Im Prinzip genügt es zwar, ein einziges Bakterium einzuatmen, um an Tuberkulose zu erkranken. Wir erleben jedoch häufig, dass Menschen, die eng mit einem Tbc-Kranken zusammenleben, trotzdem nicht erkranken. Anscheinend ist es so, dass es nicht nur einer Infektionsquelle bedarf, sondern auch einer besonderen Empfänglichkeit des Empfängerorganismus für Tuberkelbakterien. Vor allem eine Immunschwäche wie AIDS, schlechte hygienische Verhältnisse und Hunger führen dazu, dass der geschwächte Organismus mit Tuberkelbakterien nicht zurechtkommt und erkrankt. Auch deshalb treten 95 Prozent aller Fälle in Ländern mit niedrigem bis mittlerem Einkommen.

Wer länger hustet, Fieber hat oder aus unerklärlichen Gründen Gewicht abnimmt, sollte einen Arzt aufsuchen und den Befund klären lassen. Eine sogenannte offene, also ansteckende Lungentuberkulose lässt sich am sichersten auf einer Röntgenaufnahme der Lunge erkennen. Zur Verfügung stehen ebenso bakteriologische Teste aus dem Auswurf von erkrankten Patienten bzw. Blutuntersuchungen, mit denen das Vorliegen einer Tuberkulose im Körper in kurzer Zeit und präzise festgestellt werden kann.

Ein bekanntes und mich besonders berührendes Tbc-Opfer war Katja Mann, die Ehefrau von Thomas Mann, deren Aufenthalt in einem Lungensanatorium in Davos 1912 Anlass zu dem später auch verfilmten Roman ›Der Zauberberg‹ war, der wiederum dazu führte, dass ich Lungenarzt wurde.

Das Schicksal von Katja Mann ist ein anschauliches Beispiel dafür, wie der Umgang mit Tuberkulose vor nicht einmal hundert Jahren aussah. Es gab damals keine Medikamente gegen Tuberkulose, weshalb die einzige Möglichkeit der Behandlung war, Erkrankte zu isolieren. Das Ziel war, zum einen durch gesunde Luft den Heilungsprozess zu fördern und zum anderen die Erkrankten von der Bevölkerung fernzuhalten, um die Ansteckungsgefahr zu verringern. Außerdem war es der Versuch, das Immunsystem so weit als möglich zu stärken. Was man dabei vor allem nutzte, war gute Ernährung, das heißt, Erkrankte wurden in Lungensanatorien geradezu gemästet mit dem Ziel, ihren Körper widerstandsfähig zu machen.

Als ich mich zum ersten Mal mit Lungenheilkunde befasste, arbeitete ich als junger Assistenzarzt in der Klinik Donaustauf bei Regensburg, einer wunderschön gelegenen Lungen-Fachklinik, von aus der man einen weiten Blick über das Donautal genießen konnte. Auch das gehörte früher zur Behandlung der Tuberkulose, dass man Lungenfachkliniken nicht in die Städte baute, sondern in die freie Natur wie in Donaustauf oder Davos. Meine 20 km weiter in Regensburg wohnenden Eltern waren entsetzt, als sie hörten, dass ich dort anfangen wollte. Die Regensburger machte um die ›Hustenburg‹ einen weiten Bogen, man sah die Klinik mit großer

Skepsis und Furcht. Dort Patienten zu besuchen, erschien geradezu als Wagnis. Meine Mutter fragte mich, ob ich nicht lieber Gynäkologe oder Urologe werden wollte. Aber da mich der Roman ›Der Zauberberg‹ von Thomas Mann dazu gebracht hatte, mich überhaupt mit Medizin zu beschäftigen, lag es nahe, dass ich in einer Lungenfachklinik anfing.

Als Assistenzarzt verdiente man damals wenig Geld, man bekam aber eine billige Angestelltenwohnung – allerdings nur wenn man verheiratet war. Ich heiratete also innerhalb von vier Wochen, weil die Klinikleitung mir unmissverständlich klar machte, dass ein ›g'schlampertes Verhältnis‹ hier nicht geduldet werde.

Lustig war auch, dass im Arbeitsvertrag enthalten war, dass jeder Mitarbeiter im Monat zwei Tragl (Kisten) Bier und ein Pfund Butter bekam. Das Ziel war, dass die Ärzte ausreichend gut genährt waren, um den Tuberkelbakterien zu widerstehen. Da ich damals deutlich über 100 Kilo wog, war dies bei mir eher kontraproduktiv.

Werden Tuberkelbakterien eingeatmet und ist der Körper gut aufgestellt, beschäftigt er sich mit diesen Erregern, tötet sie ab und das Thema ist erledigt. Manchmal sieht der Pneumologe in der Lunge noch kleine Entzündungsreste als Narben, die Tuberkulose wurde dann nicht als Krankheit wahrgenommen. Fast jeder Mensch, der vor dem Zweiten Weltkrieg geboren wurde, hatte irgendwann Kontakt mit Tuberkelbakterien, und die meisten davon haben sich erfolgreich mit ihnen auseinandergesetzt, ohne je zu erkranken. Ist der Empfängerorganismus jedoch dafür empfänglich, vermehren sich die Erreger in der Regel zunächst in der Lunge und können von dort aus weitere Organe schädigen. Im Röntgenbild sieht man

typische Entzündungsherde, die häufig in der Mitte Löcher enthalten, ein Umstand, der dazu führte, dass man früher von den ›Motten‹ sprach, weil die Lunge teilweise durchlöchert wirkte.
Das alles sehen wir heute nur noch selten, im Grunde ausschließlich bei Patienten, die aus anderen Ländern zu uns kommen. Bei uns wird Tuberkulose im Normalfall schnell erkannt und intensiv behandelt, sodass solche Verläufe bei der einheimischen Bevölkerung kaum auftreten. Im Zweifel sollte ein erfahrener Lungenspezialist den Befund zu sehen bekommen. Viele junge Assistenzärzte kennen Tuberkulose heute nur aus Lehrbüchern und ordnen entsprechende Befunde unter Umständen nicht sofort richtig ein.

Die Impfung gegen Tuberkulose wird als BCG-Impfung (Bacillus Calmette-Guérin) bezeichnet. Sie wurde zuerst in den 1920er Jahren eingeführt und ist nach ihren Erfindern, Albert Calmette und Camille Guérin, benannt. Sie verwendet einen abgeschwächten Stamm von Mycobacterium bovis, einer Verwandten der Tuberkulose-Bakterien, die normalerweise Rinder infiziert. Die BCG-Impfung ist nicht 100% wirksam gegen alle Formen von Tuberkulose. Sie ist jedoch meist wirksam gegen die schwersten Formen der Krankheit, wie Tuberkulose-Meningitis bei Kindern und wird üblicherweise bei Säuglingen und kleinen Kindern durchgeführt, besonders in Ländern, in denen Tuberkulose weit verbreitet ist.

In Deutschland zählt seit 1998 die Impfung gegen Tuberkulose leider nicht mehr zu den empfohlenen und staatlich geschützten Impfungen, sodass die meisten jungen

Menschen heute keinen Impfschutz gegen Tuberkulose mehr haben. Das erhöht die Gefahr, dass gerade jüngere Menschen sich wieder mit Tuberkulose anstecken, wenn sie mit Menschen Kontakt haben, die unerkannter Weise an einer ›offenen, also ansteckungsfähigen Tuberkulose‹ leiden.

5.8 Alevolitis: Die Entzündung in und um die winzigen Lungenbläschen

Die Lungenbläschen im Fadenkreuz

Wir haben die Lungenbläschen oder Alveolen bereits kennen gelernt. Die Alveolen sitzen am Ende der immer feiner sich verästelnden Bronchien. Sie ermöglichen den Gasaustausch zwischen unseren Lungen und dem Blutkreislauf. Man könnte die Alveolen als entscheidenden Dreh- und Angelpunkt unserer Atmung bezeichnen, an dem der lebenswichtige Austausch von Sauerstoff und Kohlendioxid stattfindet.

Doch was passiert, wenn dieser entscheidende Dreh- und Angelpunkt gestört ist? Was, wenn die feinen Alveolen von einer Entzündung betroffen sind? Hier kommen wir zu einer Erkrankung namens Alveolitis.

Der Papagei ist manchmal der Mörder

Vor einigen Monaten saßen ein Vater und seine Tochter als Notfall in meiner Sprechstunde. Beide hatten bemerkt, dass sie seit Monaten zunehmend unter Atemnot litten, zunächst nur bei stärkerer körperlicher Belastung, in letzter Zeit genügten schon ein paar Treppenstufen, um Atembeschwerden auszulösen. Aufgefallen war ihnen, dass sich mitunter die Lippen blau verfärbten und beide schnell und oberflächlich atmeten. Begleitet war das alles von einem quälenden Hüsteln ohne Verschleimung. Auch die Mutter hatte Probleme, allerdings nicht so schlimm, weshalb sie zu Hause geblieben war.

Wie immer habe ich ein paar Fragen gestellt, was berufliche Tätigkeit und bisherige Krankengeschichte betrifft, und dabei auch nach Haustieren gefragt. Nein, Hund oder Katze habe man nicht, nur einen Papagei, den habe man schon lange.

Beim Wort Papagei stellen sich bei mir als Lungenspezialist sofort die Ohren auf. Papageien sind nicht unbedenklich, wenn sie in geschlossenen Räumen gehalten werden und die menschliche Lunge mit ins Spiel kommt. Wenn Käfig oder Voliere in die Wohnung stehen, besteht die Gefahr, dass nicht nur Federn und Staubpartikel beim Flattern in die Luft abgegeben werden, sondern auch Kotbestandteile, Parasiten und Schimmelpilze. Flattert der Vogel herum, versprüht er in großen Mengen potenziell krankmachende Staubpartikel. Bei manchen Menschen kann es zu einer allergisch-toxischen Reaktion an den Lungenbläschen kommen. Es handelt sich dabei allerdings nicht um eine ›normale‹ Allergie wie beispielsweise gegenüber Pollen oder Hausstaubmilben, sondern um eine besonders aggressive Form einer Unverträglichkeitsreaktion. Diese kann zu einer dauerhaften Entzündung der Lungenbläschen führen, die mit dem Absterben der unersetzlichen Alveolen endet. Wird dieser Prozess nicht gestoppt, kommt es zu einer irreversiblen Zerstörung des Gewebes, die Folge kann eine Lungenfibrose oder Narbenlunge sein und manchmal sogar den Tod des Patienten bedeuten.

Verursacht wird dieses Krankheitsbild, eine sogenannte exogen-allergische Alveolitis, nicht nur durch Papageien, sondern auch durch andere Vögel wie Wellensittiche, Nymphensittiche und vor allen Dingen Tauben. Man spricht deshalb auch von der ›Vogelhalterlunge‹. In meinem Patientenstamm gibt es mehrere Taubenhalter, die als Züchter von Brieftauben mit den Tieren zu tun hatten und dadurch erkrankt sind. Das kann mitunter zu dramatischen Situationen führen, da die Tiere oft wertvoll sind und die Halter an ihnen hängen wie an einem Familienmitglied. Ein Patient wollte sich partout nicht von seinen Tauben trennen und war daher bereit, alles Mögliche auf sich zu nehmen, um seine Tauben zu behalten. Er besorgte sich eine Maske, die die schädigenden Substanzen ausreichend filtern konnte, um zumindest mit medikamentöser Unterstützung sein Hobby weiter ausüben zu können. Die ›Vogelhalterlunge‹ ist keine alltägliche Erkrankung in einer pneumologischen Praxis. Bedenkt man, dass es nicht (mehr) sehr viele Taubenzüchter oder Papageienhalter gibt, muss von einer nicht zu vernachlässigenden Gefährdung beim Kontakt der menschlichen Lunge mit Vogelproteinen ausgegangen werden. Ich habe übrigens die beiden Papageienhalter rechtzeitig erwischt. Ein Röntgenbild zeigte typische Veränderungen, und ein Bluttest bewies, dass der Körper Antikörper gegenüber Papageienproteinen gebildet hatte. Die ganze Familie zog für ein paar Tage in ein Hotel, der schwer erkrankte Vater musste vorübergehend ins Krankenhaus. Alle bekamen Cortison, um die Entzündungsreaktionen in den Lungenbläschen sofort zu stoppen, der Papagei wurde ins Tierheim gegeben, die Wohnung professionell mit Dampfstrahlern gereinigt und das Problem damit weitestgehend gebannt. Mutter und Tochter geht es heute gut, der Vater allerdings braucht nach wie vor ein Sauerstoffgerät, weil zu viele Lungenbläschen zerstört wurden, als dass der Körper die Sauerstoffversorgung alleine bewerkstelligen könnte.

...und manchmal der Raumluftbefeuchter

Ähnliche Probleme wie bei der Vogelhalterlunge können auch durch andere Quellen erzeugt werden. Hier spielen meistens Schimmelpilze eine entscheidende Rolle. Klimaanlagen, die nicht ausreichend gewartet werden, versprühen Schimmelpilzsporen großräumig, auch ungenügend gewartete Whirlpools können so zum Problem werden.

Ein weiteres Gesundheitsproblem lauert beim Einsatz von Verneblern in Wohnungen oder in Geschäften. In diesen Geräten wird Wasser aus einem Vorratsgefäß durch ein sogenanntes Piezo-Kristallin in sichtbaren Wassernebel umgewandelt. Auch diese Raumluftbefeuchter neigen dazu, schnell zu verkeimen. Dann erzeugen sie eine üble Wolke aus Wasser, Schimmelpilzsporen und Bakterien, die lebensgefährliche Erkrankungen erzeugen können, zum Beispiel die sogenannte ›Befeuchterlunge‹.

Man kann und muss diese Gefahr durch die Zugabe von Desinfektionsmitteln mindern. Das Dumme daran ist, dass das wieder zu Problemen führen kann, etwa zu allergischen Reaktionen. Daher sollte man lieber einen herkömmlichen Wasserverdunster aus Keramik verwenden, den man an den Heizkörper hängt. Der hilft zwar nicht, schadet aber kaum, weil zumindest kein Wassernebel aktiv verstäubt wird.

Sinnvoll, allerdings kaum von kommerziellem Interesse, wären am ehesten Passivbefeuchter vom Prototyp ›feuchtes Handtuch‹, die einfach auf die Heizung gelegt oder im Schlafzimmer über der Fensterbank gehängt werden.

Schimmelsporen greifen an

Landluft ist nicht so gesund, wie man immer meint, jedenfalls nicht für jeden. Der Anteil von Landwirten in meiner Klientel ist höher, als man erwarten würde. Die Mischung von pflanzlichen und tierischen Allergenen mit Chemikalien unterschiedlichster Art führt bei Landwirten gehäuft zu einem allergischen Asthma, manchmal zu einer chronischen Bronchitis, der sogenannten ›Schweinehalterlunge‹. Wir sehen dieses Krankheitsbild besonders häufig bei intensiver Schweinehaltung von 1000 oder mehr Tieren. Auch die Intensivhaltung von Hühnern oder Puten tut der Lunge häufig nicht gut. Das damit verbundene Einatmen eines Cocktails von Bakterien, Kotrückständen, Futtermittelresten und Ammoniak, vor allem wenn der Stall geleert und anschließend gereinigt wird, kann zu heftigen Problemen führen.

Ursache für die sogenannte ›Farmerlunge‹ sind Schimmelpilzsporen. Insgesamt ist dieses Krankheitsbild in den letzten Jahren seltener geworden, was in erster Linie der zunehmenden Technisierung der Landwirtschaft geschuldet ist. Während heute an Rinder Kraftfutter und Silage verfüttert werden, gab es im Stall früher überwiegend Heu und Stroh. Der Bauer musste das Ganze mit der Heugabel auf die Tiere verteilten, was meistens staubte. Vor allem wenn das Heu beim Einlagern noch feucht war, fing es an zu schimmeln. Mitunter musste der Landwirt anschließend mit Atemnot und grippeartigen Beschwerden ins Bett und stellte später fest, dass es jedes Mal schlimmer wurde. Wenn zunehmend Atemnot hinzukommt, treibt es irgendwann den härtesten Landwirt zum Arzt.

Vor allem im Allgäu häuften sich die Fälle, weil hier Käsereien lange Zeit die Forderung erhoben haben, dass Kühe ausschließlich mit Heu gefüttert werden, und industrielle Futterarten keine Verwendung finden durften. Mittlerweile ist dies meist anders geregelt. Die zuständige Berufsgenossenschaft hat darüber hinaus viel Erfahrung mit dem Krankheitsbild gesammelt und stellt betroffenen Landwirten spezielle Helme zur Verfügung, die über einen zusätzlichen Filter verfügen, der die atemwegsschädlichen Stoffe zurückhält. Wichtig ist, dass ein Verdacht geäußert und eine Diagnose gesichert wird.

5.9 Letzte Konsequenz: Lungenfibrose

Eine Lungenfibrose entwickelt sich, wenn das Lungengewebe allmählich durch Narbengewebe ersetzt wird. Das filigrane Gewebe um die Lungenbläschen herum wird steif und dick und die Lungenbläschen transportieren zunehmend weniger Sauerstoff und CO_2, was zu dauerhafter Atemnot führt.

Die genauen Ursachen der Lungenfibrose sind nicht immer klar. In vielen Fällen ist die Ursache unbekannt – ein Zustand, den Mediziner als ›idiopathische Lungenfibrose‹ bezeichnen.

In Deutschland leben etwa 150.000 Menschen mit dieser Erkrankung, wobei 70% der Betroffenen älter als 70 Jahre sind.[10]

In anderen Fällen kann die Erkrankung auf konkrete Faktoren zurückgeführt werden. Dazu gehören lang andauernder Kontakt zu Stoffen wie Asbest oder Silikatstaub, Strahlenbehandlung beziehungsweise bestimmte Medikamente. Sie tritt auch als Folge sogenannter Autoimmunerkrankungen wie rheumatoide Arthritis auf. Bei Autoimmunerkrankungen bildet der Körper Antikörper gegen eigene Organe und greift sie an. Ursache dafür kann beispielsweise sein, dass sich die Oberflächen von Zellen durch eine Virusinfektion verändern und daher als Fremdgewebe angesehen werden.

Bis vor kurzem hatten wir kaum Möglichkeiten, in das Krankheitsgeschehen einzugreifen. Das hat sich erfreulicherweise geändert. Wir verfügen heute über Medikamente, die effektiv wirken. Bei schlechten Sauerstoffwerten wird zudem eine Sauerstofflangzeittherapie eingeleitet. Unter Umständen ist auch eine Lungentransplantation erforderlich, um die geschädigte Lunge zu ersetzen.

6. Asthma – Atmen durch einen Strohhalm

Wollen Sie einmal erleben, wie sich Asthma wirklich anfühlt?
Millionen von Fernsehzuschauern waren vor einigen Jahren neugierig, warum sie vor einer Fernsehsendung über Asthma im holländischen Fernsehen gebeten wurden, sich zu Hause Strohhalme bereitzulegen. Als sie dann im Laufe der Sendung aufgefordert wurden, zu versuchen, durch die Strohhalme zu atmen, ging ein Ruck durch Holland. Schlagartig wurde vielen Menschen klar, wie lebensbedrohlich ein Mensch mit einem Asthmaanfall die Situation erleben muss.
Sie müssen natürlich nicht auf eine Fernsehsendung warten. Wenn Sie gesund sind, dann probieren Sie es einfach aus: Nehmen Sie sich zwei oder drei dicke Strohhalme (einer geht auch, ist aber hardcore) und versuchen Sie, damit zu atmen.
Vielleicht schaffen Sie es für kurze Zeit, wenn Sie in einer Ruhesituation sind, unter Belastung werden Sie es sicher nicht lange aushalten. Wenn Sie nicht mehr können, nehmen Sie den Strohhalm einfach wieder aus dem Mund und atmen tief durch. Mit Asthma geht das leider nicht. Patienten mit Asthma müssen mit diesem Handicap Tag für Tag, Nacht für Nacht, in Ruhephasen genauso wie unter Belastung zurechtkommen.

Haben Sie bei dem kleinen Experiment gemerkt, worin das eigentliche Problem besteht? Richtig, es ist nicht schwierig, selbst durch einen einzigen Strohhalm einzuatmen, die Schwierigkeiten kommen im zweiten Teil, beim Ausatmen. Ich nenne das gerne die Ausatem-Falle. Wenn wir einatmen, können wir einen hohen Sog aufbauen. Unser Zwerchfell tritt tiefer, der Brustkorb weitet sich, und unsere Lunge wird wie ein Blasebalg gefüllt, der gegebenenfalls einen hohen Unterdruck aufbauen und Luft in den Brustkorb hineinsaugen kann.

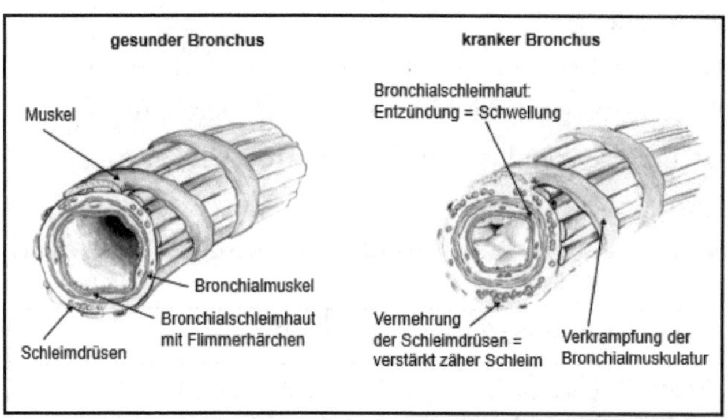

Bei der Ausatmung funktioniert das nicht in gleicher Weise. Wir atmen aus, indem wir einfach aufhören einzuatmen. Die Lunge zieht sich durch das elastische Bindegewebe zwischen den Lungenbläschen zusammen, und die Luft fließt wieder durch die Bronchien ab.

Wenn sich in diesem Moment aber ein Widerstand aufbaut, also der Luftabfluss behindert wird, dann bekommen wir ein Problem. Wir können nicht am Mund die Luft nach außen hin absaugen. Das Einzige, was wir tun können, ist, über unsere Brustmuskulatur zu pressen, den Brustkorb zu komprimieren und so zu versuchen, die Luft aus dem Brustkorb herauszudrücken. Allerdings drücken wir dabei auch auf die Bronchien selbst, sodass die Atemwege zusammengedrückt werden. Das ist besonders problematisch, wenn sie bereits vorher verengt waren. Dann geht die Luft nicht nur nicht heraus, es entsteht auch noch ein hoher Überdruck in den Lungenbläschen selbst, die dadurch überdehnt werden. Mit der Zeit leiern sie langsam aus und – wenn das laufend passiert – hängen schließlich wie ein paar alte Luftballons schlaff herum. Diesen Zustand nennt man dann Lungenemphysem (siehe COPD), und der ist leider irreversibel, also nicht mehr rückgängig zu machen.

Doch so weit muss es nicht kommen, denn es gibt viel Wissenswertes und Nützliches, das den Umgang mit Asthma verständlich und leichter machen kann.

Asthma[11]

ICD-10-Codes	J45, J46
Diagnoseprävalenz 2019	8,11%
Trend 2010 bis 2019	Zunahme um 17%
Betroffene in Deutschland 2019	6.735.000
Anteil Frauen	55%
betroffene Altersgruppen	weitgehend alle
Sterblichkeit bei Betroffenen	nicht erhöht (SMR: 0,86)

›Asthma ist eine chronische, lebensbegleitende und nicht heilbare Erkrankung.‹ So beginnen viele Bücher über Asthma bronchiale. Ich finde das angsteinflößend und entmutigend. Also das genaue Gegenteil von dem, was man braucht, wenn man es selbst mit diesem Thema zu tun bekommt.

Ja, Asthma ist eine chronische Entzündung, die sich in

den kleinen Atemwegen tief in unserer Lunge abspielt. Aber Asthma ist auch eine Erkrankung, die man ein Leben lang gut unter Kontrolle halten kann, mit der man bei hoher Lebensqualität uralt werden kann und bei der man sich nur ein paar Kleinigkeiten verkneifen muss. Rauchen ist, wie Sie längst wissen, allgemein eine schlechte Idee, für Asthmatiker gilt das umso mehr. Eine Katze zu halten ist für Allergiker auch nicht sinnvoll, und Landschaftsgärtner sollte man mit einer Pollenallergie auch nicht unbedingt werden. Auf viel mehr muss man auch als Asthmatiker nicht verzichten, wenn die Erkrankung gut behandelt wird.
Dabei geht es weniger um die Behandlung der akuten Anfälle von Atemnot als die dauerhafte Behandlung der allergischen Entzündung. Entzündung bedeutet dabei nicht unbedingt, dass Bakterien oder Viren eine Rolle spielen. Nein, gerade bei der häufigsten Form, dem allergischen Asthma, spielen andere Zellen eine entscheidende Rolle, nämlich diejenigen, die eigentlich etwas mit der Abwehr in unserem Körper zu tun haben, aber falsch reagieren.

Zunächst einmal wollen wir uns ein bisschen mit dem Aufbau unserer Bronchien beschäftigen, um besser zu verstehen, was dort bei Asthmatikern auch ohne Strohhalm eigentlich passiert.
Stellen Sie sich die Bronchien einfach als einen ganz fein verästelten, weit ausladenden Baum vor, der auf dem Kopf steht. Das Wurzelwerk bildet unsere Nase, die Rolle des Stamms übernimmt die Luftröhre, Äste und Zweige stellen die Bronchien dar, und die Blätter sind die Lungenbläschen, in denen der beschriebene Gasaustausch

stattfindet, also die Aufnahme von Sauerstoff in das Blut und die Abgabe von Kohlendioxid aus dem Körper in die Luft. Funktionieren kann das Ganze aber nur, wenn die Luft gut zu den Lungenbläschen gelangt. Genau hier liegt bei Asthma das Problem. Gerade die ganz kleinen Äste und Zweige unserer Bronchien können sich schnell verengen, die Luft geht nicht mehr richtig hindurch, sprich wir bekommen buchstäblich keine Luft mehr.

Dabei spielen zwei Mechanismen die entscheidende Rolle: Durch eine allergische Reaktion, zum Beispiel auf Gräserpollen, kann es innerhalb von wenigen Minuten zu einer intensiven Engstellung der Muskulatur in den Bronchien kommen. Diese verschwindet allerdings durch bronchienentspannende Medikamente meist auch schnell wieder. Gefährlicher und problematischer ist der zweite Mechanismus, der sich häufig schleichend hinzugesellt und deshalb meist erst spät bemerkt wird: Langsam, aber sicher sickern Entzündungszellen in die Schleimhaut ein, was zum Aufquellen der Schleimhäute führt. Das ist ein Vorgang, der nicht einfach und nur über einen längeren Zeitraum dauerhaft beeinflusst werden kann. Hier liegt der Schlüssel zum langfristigen Sieg über Asthma.

6.1 Der Asthma-Motor: Allergien

Asthma entsteht zu über 90 Prozent durch allergische Reaktionen auf Stoffe aus der Umwelt des Menschen, also Stoffe, die der belebten Natur entstammen: Pollen, Hausstaubmilben, Schimmelpilze, Tierhaare und ähnliches. Um noch einmal zu veranschaulichen, was passiert, wenn eine Allergie entsteht, begleiten wir einfach einen an sich harmlosen Birkenpollen auf seinem Weg in unsere Lunge.

Zunächst passiert er die großen Atemwege, dann geht es mit Vollgas in die Tiefe, bis die Bronchien allmählich enger und kleiner werden und sich die Fahrt verlangsamt. Plötzlich tauchen aus der Schleimhaut Abwehrzellen auf, die das Pollenkorn neugierig in Augenschein nehmen. Sie untersuchen es von allen Seiten, sehen, dass es aus einer Eiweißhülle besteht und schlagen vorsichtshalber Alarm, schließlich ist die Zellwand ganz ähnlich aufgebaut wie bei Bakterien. Vielleicht hat man es ja mit einer neuen Bakterienart zu tun? Womöglich handelt es sich um ein gut getarntes und sich totstellendes, also besonders bösartiges Bakterium? Die Abwehrzellen wollen lieber kein Risiko eingehen und schlagen Alarm.

Der Körper tut nun alles, um das weitere Vordringen des angeblichen Feindes zu verhindern. Die Bronchien werden abgeriegelt, indem man die Schleimhaut anschwellen lässt, Schleimdrüsen produzieren in große Mengen Sekret, um die unerwünschten Gäste hinauszuschwemmen. In ihrem Übereifer merken die Zellen nicht, dass sie damit mehr Schaden anrichten als Nutzen stiften. Und leider führt das Ganze auch dazu, dass die übereifrigen Abwehrzellen befördert und belobigt werden. Die Folge davon ist: Anstatt ruhiger und vernünftiger auf Dinge zu reagieren, die dem Körper nicht schaden können und ihm einfach egal sein sollten, wird es immer schlimmer. Immer mehr Pollen werden zu Feinden erklärt und aufwendig bekämpft, das Leben für den allergisch gewordenen Organismus wird immer anstrengender und komplizierter.

Es können sich Beschwerden an Augen oder Nase (Pollinose), Haut (Neurodermitis) oder den Bronchien (allergisches Asthma) entwickeln. Nicht selten verlagert die Erkrankung ihren Schwerpunkt immer wieder:

Erkranken Kinder zunächst an der Haut, können später pollinotische Beschwerden hinzukommen oder von einer Neurodermitis verdrängt werden, bevor das Krankheitsbild schließlich auf ein Asthma bronchiale wechselt. Und manchmal dann sogar wieder zurück. All dies ist möglich.

Doch nicht jeder ist zum Allergiker geboren. Um Allergien bekommen zu können, braucht man Abwehrzellen, die besondere Eigenschaften aufweisen. Ich spreche in diesem Zusammenhang gerne von ›schwäbischen Kripozellen‹.

Schwäbische und bayrische Kripozellen

Was meine ich damit? Man verzeihe mir den klischeehaften Ansatz, aber so prägt es sich einfach am besten ein:
Schwäbische Kripozellen sind besonders umtriebig, wollen immer irgendetwas tun, sind Tag und Nacht damit beschäftigt, nach Feinden zu suchen und aufzuräumen.
Ich selbst habe Gott sei Dank keine schwäbischen Kripozellen, sondern bayrische. Meine Kripozellen haben kein Problem damit, wenn sie nichts tun müssen. Abends setzen sie sich kurz zusammen, trinken ein Bier und gehen zufrieden mit ihrem Tagwerk ins Bett.
Die schwäbischen Kripozellen meiner Frau allerdings sind frustriert und unausgelastet, wenn es den ganzen Tag nichts zu tun gab. Immer verzweifelter rumoren sie im Körper herum, bis sie eines Tages in irgendeinem Bronchus ein Pollenkorn aufspüren, das entfernt wie ein Feind aussieht, beispielsweise wie ein Bakterium: klein, rund, aus Eiweiß oder jedenfalls belebter Materie bestehend, ein bisschen ruhiger als Bakterien, aber ansonsten ganz ähnlich. Wie oben beschrieben wird es kurzerhand

zu einem Feind erklärt, ein Steckbrief wird angefertigt, über die Social-Media-Kanäle des Körpers überallhin verteilt – und schon ist eine neue Allergie geboren.
Taucht nun in Zukunft ein zum Steckbrief passendes Pollenkörnchen in der Nase, in den Augenschleimhäuten oder in den Bronchien auf, stürzt sich sofort eine Armada von Polizeizellen auf das unschuldige, arme Pollenkörnchen und tut alles, um es zu zerstören. Weil die gesamte Immunabwehr mobilisiert wird, schwellen gleichzeitig die Schleimhäute an, um den Eindringlingen den weiteren Weg nach innen zu verwehren. Die Schleimdrüsen werden betätigt, damit die Feinde schnell aus dem Bronchialsystem herausgeschwemmt werden. Das bedeutet: Man hustet, niest, die Augen brennen, es juckt, und wie es jetzt weitergeht, wissen die Heuschnupfengeplagten unter Ihnen nur zu gut.

Viele Allergiker glauben, sie hätten ein krankes oder kaputtes Immunsystem und sollten es aufpäppeln und irgendwelche immunstimulierende Medikamente dafür nutzen. Leider ist genau das falsch! Anstatt das ohnehin überreizte und überaktive Immunsystem weiter anzustacheln, wäre es sinnvoller, es zu beruhigen, zu besänftigen und die unsinnigen, überschießenden Reaktionen langsam unter Kontrolle zu bekommen.
Das Problem eines Allergikers ist nicht, dass sein Immunsystem schwach oder wenig leistungsfähig wäre. Sein Problem ist vielmehr, dass sein Immunsystem besonders gut funktioniert, besonders emsig arbeitet und in besonderem Maße bemüht ist, den Körper zu schützen und vor allen möglichen Schäden zu bewahren. Würden wir noch - wie vor einigen zehntausend Jahren – in Höhlen leben,

umgeben von Pest und Cholera, Würmern, Parasiten und sonstigem Getier, dann wäre ein potenzieller Allergiker fein raus. Sein Immunsystem wäre supereifrig, würde alles wegräumen, was da kreucht und fleucht und uns gefährlich werden könnte. Er hätte unter solchen Umständen einen außerordentlichen Überlebensvorteil.
Allerdings haben sich gerade in den letzten hundert Jahren die Lebensumstände erheblich verändert. Das ist vielen von uns heute nicht mehr bewusst: Von der ersten Minute an leben wir in einer mehr oder weniger sterilen Umwelt, wir waschen uns die Hände, wenn wir von der Toilette kommen, der Kinderzimmerboden wird täglich mit Hygiene-Reinigungsmitteln desinfiziert, Milchfläschchen mit Chlorbleiche ausgekocht. Wir leben in einer Welt, zumindest in Europa oder Nordamerika, in der natürliche Feinde kaum eine Rolle spielen und jeder kleine Infekt gleich mit Antibiotika angegangen wird. Unser Immunsystem wird nicht mehr richtig ausgelastet, es fehlt ihm an natürlichen Feinden. Das ist kein Problem für meine bayrischen Kripozellen, aber schwäbische Kripozellen treibt das in den Wahnsinn. Sie neigen durch die fehlende Auslastung dazu, unschuldige Zeitgenossen wie Gräserpollen, Schimmelpilze oder Hausstaubmilben sozusagen als Ersatzbefriedigung anzugreifen und den dazugehörigen Körper in Schwierigkeiten zu bringen. Heuschnupfen ist dann noch das kleinste Problem, viel unangenehmer können Neurodermitis und vor allem ein allergisches Asthma sein, das sich zu einer wirklichen Gefahr für den Organismus entwickeln kann.

Etwa ein Drittel der Menschen in Mitteleuropa besitzt schwäbische Kripozellen, der Rest die für heutige Verhältnisse besser geeigneten bayrischen. In anderen Ländern, beispielsweise in Mexiko, haben wir zwar enorme Probleme mit schlechten hygienischen Bedingungen, das Thema allergisches Asthma bei Kindern ist aber eher unbekannt. Das allergische Asthma ist ein Problem vor allem der hoch industrialisierten Länder dieser Welt, in denen statt natürlicher Feinde immer mehr Chemikalien auftauchen, die das Immunsystem weiter verwirren und kopflos reagieren lassen (siehe ›Die unsichtbaren Gefahren in unserer Luft‘).

6.2 Asthma und Allergien vorbeugen

Asthma ist vererbbar: Augen auf bei der Elternwahl

Die sicherste Vorbeugung gegen Allergien ist, sich seine Eltern gut auszusuchen. Nun sind die Möglichkeiten, sich die Eltern vor der Geburt genauer anzuschauen, zugegebenermaßen eher gering. Doch das ändert leider nichts daran: Ist ein Elternteil Atopiker, hat also eine Neigung zu einer verstärkten allergischen Reaktion auf normalerweise harmlose Substanzen oder Reize aus der Umwelt, leidet Mutter oder Vater unter Neurodermitis, Heuschnupfen oder einem allergischen Asthma, steigt das Risiko für Kinder, an einem allergischen Krankheitsbild zu erkranken, deutlich an. Sind beide Eltern Atopiker, gibt es nochmals einen Schub in diese Richtung. Wir werden aber nicht mit einer bestimmten Allergie, beispielsweise auf Pollen, geboren. Geboren werden wir mit der Anlage, generell allergisch reagieren zu können.

Da diese Veranlagungen vererbbar sind, bedeutet das Auftreten eines Allergiepatienten in der Familie, dass auch alle anderen davon ausgehen müssen, ebenfalls erkranken zu können. Das ist nicht zu ändern, und ich weiß ehrlich gesagt nicht, ob ich das in Zukunft durch einen Eingriff in das menschliche Genom gerne ändern würde.

Der erste ernsthafte Punkt bei der Vorbeugung gegenüber allergischem Asthma besteht darin, herauszufinden, ob man zu der gefährdeten Menschengruppe gehört. Wenn Geschwister bereits Allergiker sind, kann man davon ausgehen, dass auch das nächste Kind Probleme bekommen könnte. Etwas schwieriger vorhersagbar ist es, wenn Generationen übersprungen werden oder weitläufigere Verwandte unter Allergien leiden.

Über Jahre hinweg hat sich ein heftiger Streit daran entzündet, ob es sinnvoll ist, bei einer bestehenden Allergiegefährdung möglicher Nachkommen die Mutter anzuhalten, möglichst lange zu stillen. Wir wissen, dass der kindliche Darm bis etwa zum sechsten Lebensmonat durchlässig für Moleküle ist, er ist noch nicht so starr und stellt keine klare Grenzschicht dar wie später beim Erwachsenen. Kommt es in dieser Phase zu einem Kontakt mit fremder Milch, zum Beispiel Kuhmilch oder später allen möglichen Bestandteilen von Babymahlzeiten, bedeutet das einen frühen und intensiven Kontakt mit Fremdmolekülen. Es ist daher sinnvoll, möglichst lange zu stillen oder, wenn dies nicht geht, mit adaptierter Milch zu arbeiten. Adaptierte Kuhmilch ist so verändert, dass der Kontakt mit dem kindlichen Darm zu keinen allergischen Reaktionen führt.

Darüber hinaus sollte der Einsatz von Gewürzen und Nahrungsmittelkombinationen eher zurückhaltend erfolgen. Die Ernährung des Babys sollte in den ersten sechs Monaten stattdessen eher einfach gestaltet sein. Nicht

der Mutter muss das Essen schmecken, das Baby ist darauf angewiesen, den Kontakt mit Fremdeiweiß auf den notwendigen Bereich zu beschränken.
Übrigens hat das Stillen noch einen weiteren Effekt. Eine 2018 veröffentlichte englische Studie zeigte bei rund 4000 Kindern im Alter zwischen 2 und 10 Jahren, dass fünf typische Infektionskrankheiten wie Bronchiolitis, Mittelohrentzündung, Lungenentzündung, Pseudokrupp oder Viruserkrankungen in ihrer Entstehung beziehungsweise ihrem Verlauf deutlich positiv beeinflusst werden können, wenn die Mutter stillt. Vor allem in den ersten sechs Lebensmonaten lässt sich dieser Effekt zweifelsfrei nachweisen. Am stärksten war der Nachweis bei Kindern mit einer Bronchiolitis ausgeprägt. Stillen ist also auch unter dem Gesichtspunkt einer vorbeugenden Infektabwehr sinnvoll.

Zurück zur Allergie und raus aus den Windeln. Eine Untersuchung, die auch in jeder pneumologischen Praxis durchgeführt wird, ist der Allergietest. Oft kommen Patienten schon mit einem konkreten Verdacht in die Praxis, dass sie beispielsweise auf Bäume oder Gräser allergisch sein könnten oder auf die zu Hause gehaltenen Meerschweinchen, weil jedes Mal die Augen jucken und die Nase läuft, wenn das Tier im Zimmer ist. Wie lässt sich der Verdacht erhärten?
An sich ist es nicht schwierig, den Verdacht auf eine Allergie abzuklären. Man muss den Körper nur mit dem auslösenden Stoff, dem sogenannten Allergen, zusammenbringen. Wenn jemand auf Bienen allergisch zu sein glaubt, könnte man ihn einfach von einer Biene stechen lassen. Reagiert er dann umgehend allergisch beispielsweise mit

einem allergischen Schock, wäre das Vorhandensein einer Bienengiftallergie bewiesen. Allerdings wäre der Patient über dieses Vorgehen sicher nicht begeistert. Der Nachweis einer Pollenallergie könnte sich bei einem ähnlich praxisnahen Versuch zumindest im Winter schwierig gestalten.

Man ist daher dazu übergegangen, sogenannte Testlösungen anzufertigen, in denen das infrage stehende Allergen in einer definierten, sehr geringen Menge zur Verfügung steht. Die kann man an den Schleimhäuten der Nase vernebeln und dann beobachten, ob die Schleimhäute reagieren. Allerdings ist auch das mühsam und aufwendig und wird daher nur bei besonderen Fragestellungen durchgeführt.

Einfacher ist es, eine Testlösung zu nehmen, einen Tropfen auf die Haut aufzubringen und dann zu schauen, ob die Haut reagiert. Das hat den Vorteil, dass man gleichzeitig mehrere Allergene nebeneinander testen kann, theoretisch so viele, wie Haut zur Verfügung steht. Allerdings ist die Haut im Vergleich zu den Schleimhäuten sehr dick und undurchlässig, weshalb man den Allergentesttropfen auf der Haut mit einer feinen Nadel durchsticht, um einen schnelleren Kontakt mit dem Blut und damit dem Immunsystem herzustellen. Der Trick mit dem Piksen beschleunigt die Prozedur und ermöglicht eine anschauliche Aussage bereits nach etwa zehn Minuten. So kann man relativ einfach klären, ob die nächtlichen Atembeschwerden durch eine Allergie verursacht sind oder andere Faktoren eine Rolle spielen.

6.3 Tierhaarallergien

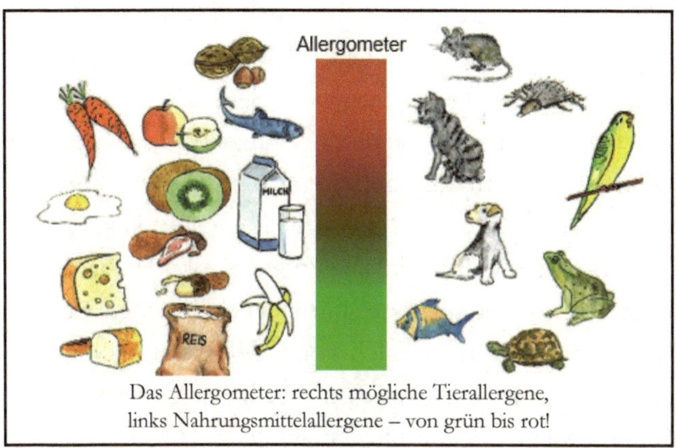

Das Allergometer: rechts mögliche Tierallergene, links Nahrungsmittelallergene – von grün bis rot!

<u>Lieber ein Nashorn als eine Katze</u>

Tierhaare führen die Hitparade der Allergene an. Innerhalb der Tierhaare lässt sich dann wieder eine eigene Rangfolge festmachen. Ganz oben stehen Mäuse und Ratten mit einem Sensibilisierungsindex von nahezu 100 Prozent. Das bedeutet, dass das Risiko, eine Allergie gegen Mäuse zu entwickeln, für einen Menschen mit schwäbischen Kripozellen eine todsichere Wette ist. Nimmt man einhundert Menschen, die Heuschnupfen haben oder an einer Hausstaubmilbenallergie leiden, egal, ob die Beschwerden an der Haut, der Nase oder den Bronchien auftreten, und gibt man ihnen eine Maus oder Ratte mit nach Hause, wird bei jedem und jeder von ihnen innerhalb der nächsten fünf Jahre eine Sensibilisierung gegenüber Mäusen oder Ratten auftreten.

Das muss nicht zwangsläufig bedeuten, dass es zu einem allergischen Asthma führt, aber es führt zu einer Sensibilisierung, das heißt, dass der Körper Mäuseallergene als Feind betrachtet. Wo und wie stark er darauf reagiert, steht auf einem anderen Blatt.

Ähnlich problematisch wie Mäuse oder Ratten sind vor allem Katzen und Pferde, aber auch viele andere Kleinnager wie Meerschweinchen, Goldhamster, Kaninchen oder Hasen. Sie alle besitzen einen Sensibilisierungsindex zwischen 70 Prozent bei den Kleinnagern bis 90 Prozent bei Katzen. Dann kommen Vögel, Hunde und schließlich eine Riesenpalette von Tieren, die überhaupt keine Probleme machen: Nilpferde, Elefanten, Krokodile, Robben, Haie oder sonstige Tiere, die weder Fell noch Federn besitzen. Die können auch von Allergikern problemlos gehalten, beziehungsweise im Zoo besucht werden.
Immer wieder bekomme ich in der Gruppenschulung für Patienten mit Asthma zu hören, das sei ja wohl keine Lösung, wer wolle schon Elefanten oder auch nur Schildkröten zu Hause haben, mit denen könne man ja nicht kuscheln. Das stimmt nicht ganz: Auch mit einer Schildkröte kann man interagieren und lebenslange Freundschaften eingehen, ganz zu schweigen von Elefanten, die ja hochintelligent sind. Scherz beiseite, ich verstehe das Problem natürlich, aber man kann im Leben als Asthmatiker eben nicht alles haben. Vor allem, wenn es Federn oder ein Fell hat.

Das Allergen bei diesen Tieren ist übrigens nicht die Feder beziehungsweise das Haar selbst, sondern Duftstoffe, sogenannte Geschlechtspheromone. Dabei handelt es sich um Lock- oder Botenstoffe im Urin, die man nebenbei bemerkt gut riechen kann, wenn man Mäuse hält oder in einen Keller kommt, in den sich Mäuse eingenistet haben. Vielleicht kennen Sie ihn: Das ist ein typischer süßlicher Geruch, den nicht nur die trainierte Nase eines Umweltmediziners sofort erkennt. Diese Duftstoffe verbreiten

sich wie ein Gas in der gesamten Wohnung. Es spielt dann kaum eine Rolle, wo das Tier wirklich gehalten wird, die ganze Wohnung ist betroffen, und wer darauf allergisch ist, wird beim geringsten Kontakt eine allergische Reaktion entwickeln.
Ähnlich ist das Problem bei der Katze. Hier handelt es sich zwar nicht um Duftstoffe, die das Problem darstellen, sondern um den Speichel, der ist aber ähnlich fein und in der Luft löslich wie der Mäuseurin. Katzenspeichel enthält eine Art Waschmittel, sogenannte Amylasen, die eine eiweißzersetzende und fellreinigende Wirkung entfalten. Nicht umsonst sind Katzen das Lieblingstier einer jeden schwäbischen Hausfrau, weil sie ihr Fell so schön sauber halten. Das Problem ist, dass dieses Waschmittel hochaggressiv ist und deshalb ein starkes Allergen darstellt. Es trocknet am Katzenhaar ab und wird dann überall, wo die Katze langläuft oder sich hinsetzt, an textile Stoffe oder Überzüge weitergegeben. Setzt man sich dann auf ein ›katzenverseuchtes‹ Sofa, wird eine Wolke feinen Staubs frei, der das Allergen enthält. Die Wolke bleibt stundenlang im Raum stehen, und man kann das Katzenwaschmittel bis tief in die Lunge einatmen. Katzenallergiker kennen das Gefühl nur zu gut, wenn sie bewusst oder unbewusst mit Katzenhaltern zusammenkommen oder gar eine Katzenwohnung betreten.
Bei Nagetieren hingegen sind es tatsächlich Haare oder Hautschuppen, die das Problem auslösen. Dies gilt auch für Hunde. Gerade bei Hunden ist es wirklich das Haar, sodass man nur dann mit dem Allergen in relevantem Umfang zusammenkommt, wenn man entweder ausgiebig mit dem Hund kuschelt oder aber als Baby über den Boden robbt und dabei Hundehaare in Massen einatmet.

Wir sehen daher eher selten Hundehaarallergiker, mehr noch: Hunden wird in letzter Zeit eine geradezu vorbeugende Wirkung bei allergischem Asthma zugeschrieben. Auf Hundedecken und auf den Hunden selbst entwickelt sich eine spezifische Flora und Fauna an Bakterien, die eine stabilisierende Wirkung haben soll und hilft, ein gesundes Biom zu entwickeln. Vielleicht kennen Sie die Theorie, dass Kinder, die auf einem Bauernhof geboren werden und eine ordentliche Dosis Dreck abbekommen, damit ihr Immunsystem rechtzeitig trainieren und im späteren Leben eher weniger zu Allergien neigen sollen. Auch bei Hunden scheint es einen ähnlichen Effekt zu geben. Das wäre ein weiterer Hinweis darauf, dass das Immunsystem bei vernünftiger, normaler Auslastung auch bei Allergikern normal arbeitet und nur in Situationen ausrastet, in denen es sowohl hinsichtlich natürlicher Feinde unterfordert als auch hinsichtlich unbekannter, moderner Belastungsfaktoren überfordert ist.

Warum Landwirte keine Katzenallergie bekommen

Noch einmal zurück zur Katze. Die Katze macht uns in der allergologischen Sprechstunde definitiv die meisten Probleme, da sie ein starkes und einfach einatembares Allergen besitzt und zudem ein festes Familienmitglied in vielen Haushalten darstellt. Viele Katzenfreunde können sich nicht vorstellen, sich je von ihrer Katze zu trennen, koste es, was es wolle. Wenn einige Vorsichtsmaßnahmen eingehalten werden, kann es in solchen Fällen zumindest vorübergehend gelingen, das Katzenspeichelallergen zu reduzieren.

Die wichtigste Voraussetzung ist und bleibt, dass Kinder- und Schlafzimmer von Tieren freizuhalten sind. Katzen,

Mäuse oder Meerschweinchen haben weder im Kinderzimmer noch in einem Bett etwas zu suchen. Im Gegensatz zu Kaninchen oder Meerschweinchen, so zeigt die Erfahrung, sind Katzen und Hunden häufiger Bettgenossen von Kindern und Erwachsenen. Das ist nicht nur unhygienisch, sondern unter allergologischen Gesichtspunkten äußerst gefährlich. Ich kann nur dringend raten, einige Bereiche der Wohnung komplett tierfreizuhalten und zu versuchen, Tiere in Bereichen der Wohnung zu halten, die gut zu reinigen sind.

Auf jedem Bauernhof gibt es Katzen, und ich betreue viele Landwirte wegen Asthma oder COPD. Noch nie habe ich bei einem Landwirt eine Katzenallergie festgestellt. Warum? Ganz einfach: In der Landwirtschaft jagen die Katzen Mäuse, und zwar in der Scheune, im Stall oder im Keller. Kein Landwirt käme je auf die Idee, seine Katzen ins Schlafzimmer oder in die gute Stube einzuladen. Die Katzen erledigen ihren Pflichten auf dem Hof, bekommen im Eingangsbereich oder in der Küche auf einem Teller etwas Milch zu schlabbern, und damit ist es auch gut. Ich denke, das ist ein gutes Vorbild dafür, wie Allergiker mit Natur und Tieren umgehen sollten. Ein Katzenbaum, auf dem im zwanzigsten Stockwerk eines Hochhauses fünf Katzen sitzen, ist erstens keine artgerechte Haltung, und zweitens sollten wir uns nicht wundern, wenn dabei über kurz oder lang allergische Reaktionen folgen.

Man könnte aber auch versuchen, Katzen zu duschen. Der Speichel ist ja eine Art Waschmittel und gut wasserlöslich, er kann von daher auch gut abgewaschen werden. Ich habe mir jedoch sagen lassen, dass nicht alle

Katzen so etwas gerne mitmachen. Es gibt auch dafür eine Lösung, sogar eine zärtliche: Man nehme ein dickes Frottierhandtuch, feuchte es mit handwarmem Wasser an und rubbele damit die Katze ab. Dagegen werden wesentlich weniger Katzen etwas haben. Am besten macht das jemand, der kein Katzenallergiker ist. Das Handtuch kommt anschließend direkt in die Waschmaschine. An der Katze wird das Allergen damit auf 5 bis 10 Prozent des Ausgangswertes reduziert, was zudem für ein paar Tage anhält. Die Empfehlung lautet, den Vorgang einmal pro Woche zu wiederholen. Aber, wie gesagt, vollständig kann man damit das Allergen nicht entfernt, aber es verspricht doch eine deutliche Reduzierung des Problems.

Übrigens ist es mittlerweile gelungen, Katzen zu züchten, die allergenfrei sind. Es gibt eine Rasse, die tatsächlich wie Katze aussieht, aber sehr teuer ist (Allerca Katze) und wohl schlecht zu halten ist. Eine andere Rasse ist nicht ganz so teuer, dafür aber haarlos und sieht aus wie Gollum aus ›Herr der Ringe‹ (Sphinx Katze).

5 Tipps zur Haustierhaltung als Allergiker

1. Achten Sie darauf, dass Tiere, insbesondere Katzen, nicht ins Schlaf- und Kinderzimmern laufen. Halten Sie diese Bereiche frei von Tierhaaren und Allergenen, um allergische Reaktionen zu vermeiden.
2. Halten Sie Ihre Haustiere in Bereichen der Wohnung, die leicht zu reinigen sind. Dies erleichtert die Entfernung von Tierhaaren und Allergenen.

3. Reinigen Sie Ihre Wohnräume regelmäßig, insbesondere die Bereiche, in denen sich Ihre Haustiere aufhalten. Durch Staubsaugen, Wischen und Abwischen von Oberflächen werden Tierhaare und Allergene entfernt und das Raumklima für Allergiker verbessert.

4. Versuchen Sie, Ihre Tiere regelmäßig zu duschen oder sie mit einem feuchten Handtuch abzureiben. Dies hilft, Tierhaare und allergene Substanzen, insbesondere bei Katzen, zu entfernen. Lassen Sie dies von jemandem durchführen, der nicht allergisch auf das Tier reagiert, oder tragen Sie dabei eine Maske.

5. Ziehen Sie bei der Wahl eines Haustieres Tierarten bzw. Rassen in Betracht, die als allergenarm oder hypoallergen gelten, wie die Allerca-Katze oder die Sphinx-Katze, die möglicherweise weniger allergische Reaktionen auslösen. Informieren Sie sich über Rassen und lassen Sie einen Allergietest durchführen, bevor Sie sich für ein Tier entscheiden. Der Test schließt jedoch nicht aus, dass in Zukunft eine Allergie entstehen kann. Daher gilt weiterhin: Möglichst keine Haltung von Tieren, die Allergien verursachen können.

Bitte beachten Sie, dass jeder Allergiker unterschiedlich auf Tierallergene reagiert und dass diese Tipps keine vollständige Beseitigung der Allergene gewährleisten. Bei schwerwiegenden allergischen Reaktionen sollten Sie einen Allergologen konsultieren und gegebenenfalls die Tierhaltung überdenken.

Berufswahl: Backe, backe Asthma

Grundsätzlich ist es immer sinnvoll, sich rechtzeitig darüber Gedanken zu machen, was nach Abschluss der Schule oder des Studiums an möglichen beruflichen Eignungen vorhanden ist und in welche Richtung es beruflich gehen könnte. Hier spielt eine Vielzahl von Faktoren eine Rolle, und nicht zuletzt sollte man immer auch bedenken, wie die gesundheitlichen Rahmenbedingungen sich bei der jeweiligen Berufswahl auswirken könnten. Ganz besonders sollte man sich als Asthmatiker oder Allergiker hierüber Gedanken machen. Ist schon bekannt, dass eine atopische Veranlagung vorliegt, sind manche Berufe von vornherein problematisch und als ungeeignet anzusehen. Sehen wir uns exemplarisch einige Berufe an.

Der Bäcker: Wir alle freuen uns, wenn wir am Morgen frische Brötchen essen können. Während der Umgang mit gebackenem Brot oder Semmeln für Nahrungsmittelallergiker in der Regel relativ unproblematisch ist, ist der Umgang mit Mehlstaub, sogenannten Backhilfsmitteln, Hefen und ähnlichem ein echtes Problem. Früher war es der Mehlstaub, besonders bei Roggenmehl, der die meisten Probleme hervorrief, heutzutage sind es häufig Backhilfsmittel, wie Amylasen, die dem Mehl zugesetzt werden, um ein gleichmäßigeres Ausbacken zu erreichen. Leider sind diese Substanzen leicht einzuatmen und können starke allergische Reaktionen an den Schleimhäuten hervorrufen. In der gebackenen Semmel spielen sie nur eine geringe Rolle.

Auch der Beruf des Friseurs ist mit einer Vielzahl von allergisierenden Substanzen verbunden, sei es an der Haut oder an den Atemwegen.

Alle Berufe, die mit Tieren zu tun haben, sind verständlicherweise eher ungünstig. Dies gilt für Tierpfleger, Tierärzte oder Mitarbeiter in einer Tierhandlung. Hier sollte vorab klar sein, dass eine allergische Disposition nicht besteht. Es ergibt keinen Sinn, für kurze Zeit eine problematische Ausbildung zu beginnen, um dann mit Asthmaproblemen wieder ausscheiden zu müssen.

Es gibt noch eine Reihe anderer Berufe, die Probleme bereiten können, beispielsweise Maler, oder Berufe in der Druck- oder Fotoindustrie. Wenn man weiß, dass man allergisch vorbelastet ist, sollte man bei einer Berufsberatung in der Arbeitsagentur nachfragen, welche realistischen Möglichkeiten es gibt. Es gibt auf der anderen Seite viele Berufe, die hervorragend geeignet sind.

Völlig unproblematisch sind in der Regel Büroberufe, vor allem im Behördendienst oder Verwaltungsbereich, im kaufmännischen Bereich, in der Datenverarbeitung, aber auch im sozialen oder medizinischen Bereich. An vielen Arbeitsplätzen muss heutzutage eine mehr oder weniger vollständige Allergenfreiheit herrschen, ein Umstand, der für Allergiker von hohem Nutzen ist.

5 Tipps zur Berufswahl als Allergiker

1. Informieren Sie sich gründlich über potenziell Allergene Substanzen in den Berufen. Eine gute Quelle für Informationen sind Berufsberatungen, Arbeitsagenturen oder spezialisierte Allergologen.

2. Ziehen Sie für sich Berufe in Betracht, die ein geringes Risiko für allergische Reaktionen mit sich bringen. Büro- und Verwaltungsberufe, kaufmännische Tätigkeiten, Datenverarbeitung sowie Berufe im sozialen oder medizinischen Bereich können gute Optionen sein, da sie in der Regel eine allergenfreie Arbeitsumgebung bieten.

3. Vermeiden Sie Berufe, die bekanntermaßen mit allergenen Substanzen verbunden sind. Dazu gehören Berufe wie Bäcker, Friseur, Tierpfleger, Tierärzte oder Arbeiten in der Druck- und Fotoindustrie. Eine vorherige Prüfung der potenziellen Allergenbelastung ist wichtig, um mögliche Gesundheitsprobleme zu vermeiden.

4. Bevor Sie eine Berufswahl treffen, suchen Sie einen Allergologen auf und besprechen mit ihm Ihre spezifischen Allergien und deren Schweregrad. Ein Allergologe kann wertvolle Ratschläge und Empfehlungen geben, welche Berufe für Sie am besten geeignet sind, und welche Sie vermeiden sollten.

5. Bevor sie sich eine Berufswahl treffen, machen Sie Praktika oder Hospitationen in Unternehmen oder Arbeitsumgebungen, die mit Ihren potenziellen Berufsfeldern in Verbindung stehen. So finden Sie heraus, ob der Beruf für Sie geeignet ist und wie gut sie mit den Arbeitsbedingungen und möglichen Allergenen zurecht kommen.

6.4 Umgang mit Asthma und Allergien

Die Entscheidung: Asthma mästen oder verhungern lassen

Spielen Sie Tennis, dann wird die Muskulatur Ihrer Arme zunehmen. Unser Körper hat die an sich sinnvolle Eigenart, immer dorthin Verstärkung zu holen, wo sie gebraucht wird. Das gilt umgekehrt allerdings auch: Die Muskulatur nimmt ab, wenn Sie sich den Arm brechen und einen Gips tragen müssen oder lieber herumliegen als trainieren. Die Natur kennt da keine Ausreden: Use it or lose it.

Mit Allergien läuft das ähnlich. Ist eine Allergie erst einmal entstanden, wird sie dadurch stärker, dass immer wieder Kontakte zwischen dem Immunsystem und dem Allergen stattfinden. Wenn kein Kontakt mit dem auslösenden Allergen mehr besteht, wird die Allergie schwächer. Die ›Steckbriefe‹ verblassen, doch sie verschwinden nicht vollständig. Kommt es Jahrzehnte später wieder zu einem Kontakt mit dem Allergen, kann die Krankheit wieder aufleben. Bekommt das Immunsystem Kontakt mit einem starken Allergen, besteht immer das Risiko, dass nach einer mehr oder minder langen Lernphase plötzlich wieder Symptome auftreten. Ein erneuter Allergietest kann dann zeigen, dass zum bisherigen ein neues Problem hinzugetreten ist. Für Allergiker bedeutet das, dass sie aufmerksam bleiben und die Reaktionen ihres Körpers bewusst wahrnehmen sollten. Auch eine Patientenschulung in einer pneumologischen Praxis zur Auffrischung des Wissens kann nicht schaden.

Nehmen wir einmal an, in Ihrer Schleimhaut sitzen heute 100 Abwehrzellen, die auf ein bestimmtes Allergen reagieren. Trifft das passende Allergen auf die Schleimhaut, so reagieren diese Zellen, schütten Histamin (eine Art

Brennnesselgift) aus, und dies führt zu einer raschen, sofort spürbaren Asthmareaktion. Die glatte Muskulatur, die die Bronchien umgibt, zieht sich zusammen, die Schleimhaut verdickt sich und quillt auf, was nichts anderes bedeutet als Husten und akute Atemnot.

Was nicht so spektakulär erlebt wird, aber von großer Bedeutung ist, ist der Umstand, dass dieser Akutreaktion noch eine verzögerte Reaktion folgt. Dabei passiert Folgendes:

Durch die Akutreaktion werden Botenstoffe freigesetzt, die das Immunsystem informieren, dass an dieser Stelle der Lunge etwas Gefährliches passiert und deshalb Verstärkung an den Ort des Geschehens geschickt werden soll. Weitere Entzündungszellen werden mobilisiert und in Richtung Bronchialschleimhaut in Marsch gesetzt.

Dieser Vorgang führt dazu, dass vier oder fünf junge, gerade in der Akademie des Immunsystems ausgebildete Nachwuchszellen im Laufe der nächsten 24 Stunden am Ort des Geschehens eintreffen. Sie melden sich zum Dienst, bekommen eine Aufgabe und stehen nun für weitere allergische Reaktionen vor Ort zur Verfügung. Aus ursprünglich 100 Zellen sind durch den Allergenkontakt 104 oder 105 Zellen geworden. Das Unangenehme dabei ist, dass beim nächsten Allergenkontakt nicht mehr 100, sondern eben 104 oder 105 Zellen um Hilfe schreien werden. Das heißt, die Reaktion wird langsam, aber sicher stärker, und dieser Prozess läuft nicht linear ab, er steigert sich exponentiell. Je mehr Zellen zur Verfügung stehen, desto mehr werden hinzugerufen und desto schlimmer ist die entzündliche Antwort.

Es gibt ein zweites Problem: Die jungen, neu hinzugekommenen Zellen leben im Schnitt etwa 12 Monate. Das bedeutet, dass die Zellen, die beispielsweise im Rahmen einer Birkenpollenallergie im Frühjahr neu hinzukommen, im nächsten Jahr, wenn die Birke wieder frisch blüht, noch immer vorhanden sind. Diese Veteranen bilden dann den Bodensatz der Erkrankung, sorgen also dafür, dass auch im nächsten Jahr wieder Beschwerden auftreten. Auf diese Art und Weise wird die Allergie häufig chronifiziert. Sind viele Entzündungszellen vorhanden, und werden diese Zellen immer wieder aufgefrischt, werden Sie das Thema ›allergische Reaktion‹ nicht mehr los. Genau das wollen wir verhindern!

Wir können dieser Beobachtung dennoch etwas Positives abgewinnen: Die Zellen leben nicht ewig. Ohne neue Reaktionen, ohne dass der Prozess wieder aufgefrischt wird, werden die vorhandenen Zellen langsam älter und die Zahl nimmt ab. Schließlich werden sie so stark reduziert sein, dass die Zahl nicht mehr ausreicht, um relevante Beschwerden in uns auszulösen.
Die Idee lautet, die Allergie verhungern zu lassen. Bevor es darum gehen kann, Medikamente einzusetzen, sollten zunächst alle Möglichkeiten ausgeschöpft werden, die wichtigsten Allergene zu vermeiden. Es wäre wenig sinnvoll, immer mehr und immer stärkere Medikamente einzusetzen, solange von Monat zu Monat mehr Entzündungszellen in die Schleimhaut gelockt und das Krankheitsbild dadurch beschleunigt und verschlimmert wird. Gründe dafür sind die Haltung eines Haustieres oder Allergene am Arbeitsplatz. Was wir lassen, ist also mindestens genauso wichtig, wie das, was wir tun.

6.5 Hausstaubmilben-Allergie

Diesen Ansatz gilt es auch im Schlafzimmer zu beherzigen. Bei einer Hausstaubmilbenallergie sollte nicht auf Medikamente alleine gesetzt werden. Man sollte den Versuch unternehmen, die Freisetzung von milbenhaltigem Staub aus Matratzen oder Kissen zu verhindern. Dazu muss man wissen, dass Milben nicht trinken können, sondern darauf angewiesen sind, über die Haut Feuchtigkeit aufzunehmen, weshalb sie nur in Regionen vorkommen, die eine ausreichende Luftfeuchtigkeit aufweisen. In Hochgebirgslagen (etwa ab 1600 Metern) ist dies nicht der Fall. Wo man Fleisch an der Luft trocknen kann, ohne dass es verfault, können Milben sich nicht halten. Falls Ihr Metzger vor Ort also hausgemachtes, luftgetrocknetes Bündnerfleisch anbieten sollte, befinden Sie auf der sicheren Seite.

Allerdings gilt umgekehrt: Je tiefer man kommt, desto höher ist die Aufnahmefähigkeit der Luft für Wasser. Am wohlsten fühlen sich Milben daher am Meer, und besonders an einem kühlen Meer. Die meisten Milben bei uns gibt es an Nord- oder Ostsee, also ausgerechnet dort, wo Tausende von Milbenallergikern alljährlich ihre Kuren und Urlaube verbringen. Wenn man seine Zeit dann noch in einem Haus mit Strohdach verbringt, aus dem nachts die Milben rieseln, darf man sich schon wundern, dass Milbenallergiker das Ganze überstehen.

Nicht umsonst hat Davos seinen legendären Ruf nicht nur der Tuberkulose-Behandlung zu verdanken. Hamburger Hausstaubmilbenallergiker haben gelernt, dass ihnen der Aufenthalt in Graubünden schlagartig Erleichterung verschafft. Von ihnen würde wohl keiner Heilung an Nord- oder Ostsee suchen. Als junger Arzt habe ich immer wieder versucht, Atteste für eine Kur an der Nordsee bei Milben-Asthma-Kindern zu verweigern. Inzwischen habe ich dies aufgegeben, da es stundenlange Diskussionen darüber bedarf, dass Opa, Oma, Tanten, Cousinen nur deswegen noch leben, weil sie regelmäßig an der Nordsee waren, und man dies den eigenen Kindern nicht vorenthalten möchte. Sinnvoll ist es nicht, sinnvoller wäre es, wie gesagt, ins Hochgebirge zu fahren oder an ein warmes Meer. Spanien oder Italien sind Länder, die im Sommer im Vergleich zu Deutschlands kaltem Norden kein Milbenproblem haben.

Fressen müssen die Milben auch etwas, am liebsten Schuppen, Haare und Eiweißreste. Der Teppichboden in einem Kinderzimmer, in dem zusätzlich zu Haaren und Schuppen Reste von Joghurt und Nutella eingearbeitet sind, ist das Schlaraffenland für Milben. Übertroffen wird dies nur von der Bettmatratze, die zu alledem noch mit Feuchtigkeit (etwa ein Liter Flüssigkeit durch Atmen und Schwitzen pro Person und Nacht) und Körperwärme optimale Bedingungen für das Milbenwachstum aufweist. Die Folge: Bis zu 10 Mio. Milben leben in einer normalen Bettmatratze in Deutschland.

5 Tipps für Hausstaubmilbenallergiker

1. Reinigen Sie Ihre Wohnräume regelmäßig und gründlich. Dazu gehören das Staubsaugen der Teppiche und das Abwischen von Oberflächen, um Staub und Hautschuppen zu entfernen, von denen sich die Milben ernähren. Ein Staubsauger mit einem HEPA-Filter ist besonders effektiv.

2. Wechseln Sie Ihre Bettwäsche mindestens einmal pro Woche und waschen Sie sie bei hohen Temperaturen. Verwenden Sie spezielle milbendichte Bezüge für Matratzen, Kissen und Bettdecken.
3. Hausstaubmilben bevorzugen warme, feuchte Umgebungen. Halten Sie die Raumtemperatur niedrig und die Luftfeuchtigkeit unter 50%, um ihre Vermehrung einzuschränken.
4. Vermeiden Sie Teppiche und schwere Vorhängen, da diese viel Staub sammeln können. Stattdessen sollten Sie sich für harte Böden und leicht zu reinigende Rollos entscheiden.
5. Lüften Sie Ihre Wohnräume regelmäßig, um die Luftfeuchtigkeit zu verringern und frische Luft hereinzulassen.

Bitte beachten Sie, dass Sie sich bei starken oder anhaltenden Symptomen immer an einen Arzt oder eine Ärztin wenden sollten.

6.6 Pollenallergien und der Klimawandel

Ähnliche vorbeugende Maßnahmen sind auch bei Pollen denkbar, denn die meisten Pollen sind nur begrenzte Zeit in der Luft. Es würde genügen, in dieser Zeit den Pollen aus dem Weg zu gehen.

Früher einmal gab es Pollenkalender. Der Umgang damit war nicht schwierig und hat recht gut funktioniert. Man konnte für Hasel-, Birken- oder Gräserpollen nachsehen, wann sie blühen, wann die Hauptflugperiode ist und wann der Pollenflug zu Ende sein wird.

Als eine Folge des Klimawandels gibt es heutzutage diese Kalender nur noch unter Vorbehalt. Wir haben wiederholt erlebt, dass Haselpollen bereits im Dezember unterwegs sind, dass Birkenpollen, die früher typischerweise zwischen Ostern und Pfingsten ihr Unwesen trieben, im Februar oder im März auftauchen und manchmal Gräser mit dazu. Auf der anderen Seite fliegen manche Pollen bis in den Herbst oder Winter hinein weiter, obwohl sie zu dieser Zeit eigentlich nichts mehr in der Luft zu suchen haben. Das hängt damit zusammen, dass wir immer weniger Frosttage haben: Die Blühperioden setzen früher ein und halten länger an, und die Erwärmung generell dazu führt, dass das Abebben von Pollen später einsetzt.[12]
Pollen kommen früher, intensiver und fliegen länger. Die Flugperioden vieler Pollen überkreuzen sich, sodass Vorhersagen nahezu unmöglich beziehungsweise nur kurzfristig verlässlich sind. Dennoch sollte man sie nutzen. Verfügbar sind einige Apps, die in der Regel auf die Ebene der Postleitzahl heruntergebrochen werden und eine Vorhersage über wenigstens eine Woche relativ verlässlich ermöglichen. Das macht es für Allergiker recht einfach, auch kurzfristig auf unerwarteten Pollenflug zu reagieren.

Hinzu kommt allerdings ein weiteres Problem. Immer häufiger haben wir es mit Pollen zu tun, die wir früher nicht kannten, weil sie in unseren Regionen keine Rolle spielten. Als ich mich als Lungenspezialist und Allergologe in Ulm niederließ, war beispielsweise die Ambrosia-Polle völlig unbekannt. Bis Mitte des letzten Jahrhunderts spielte sie in Mitteleuropa keine Rolle. Erst durch amerikanische Truppentransporte kam die Ambrosia-Polle nach

Deutschland. Von den amerikanischen Stützpunkten aus verbreitete sie sich, und die Klimaentwicklung der letzten Jahrzehnte tat ihr Übriges und begünstigte das Heimisch werden. Heute gehört Ambrosia zu den aggressivsten und problematischsten Allergenen, denen wir hierzulande begegnen und die wir deshalb routinemäßig bei Allergietests einschließen.

So entstehen Killerpollen

Ein wichtiger Faktor für die Gefährlichkeit von Pollen ist auch, ob diese mit Luftschadstoffen in Kontakt gekommen sind. Dieselruß, der Abrieb von Autoreifen und Feinstaub spielen bei der Entstehung von Allergien eine lange unterschätzte Rolle.

Die ersten Hinweise darauf, dass Pollen aggressiver werden, wenn sie mit Luftschadstoffen zusammenkommen, haben wir bereits in den neunziger Jahren erhalten. Damals fiel einem japanischen Forscher auf, dass Kinder, die gegen Pollen von Zedern allergisch sind, häufiger entlang großer Autostraßen wohnen als beispielsweise in Waldgebieten, die einen hohen Anteil an Zedern und eine entsprechend hohe Luftbelastung mit Zedernpollen aufweisen.

Die Zeder produziert Pollen, die ähnlich aggressiv sind wie bei uns die Birke, insofern lässt sich diese Beobachtung aus Japan gut übertragen. Es gibt dort um große Tempelanlagen herum richtige Zedernwälder, in denen eine hohe Belastung an Zedernpollen herrscht, und da japanische Mönche im Gegensatz zu ihren katholischen Brüdern heiraten dürfen, gibt es dort auch Kinder, die allergisch werden können. Trotzdem fanden sich bei diesen pollenmäßig stark belasteten Kindern deutlich weniger

Allergiker als im Inneren japanischer Städte, wo Belastungen durch Zedernpollen deutlich geringer, aber die Verkehrsbelastung hoch war. Das ließ vermuten, dass nicht nur die Intensität der Belastung, sondern mindestens ein weiterer Faktor von Bedeutung sein musste. Den Schlüssel dazu lieferten elektronenmikroskopische Aufnahmen von Zedernpollen, die einerseits in autofreier Umgebung und andererseits in schadstoffbelasteten Innenstädten gewonnen und untersucht wurden.

Der Unterschied war, dass verkehrsbelastete Zedernpollen an ihrer Oberfläche Rußflocken und andere Staubpartikel aufwiesen, die dazu führten, dass das Pollenkorn zu keimen beginnt.

Pollen werden mit dem Wind mitgetragen, fallen irgendwo auf den Boden und beginnen auszukeimen, damit ein neues Bäumchen entstehen kann. Kommen Pollen dabei mit Luftschadstoffen in Kontakt, glauben sie fälschlicherweise, gelandet zu sein und setzen Enzyme aus ihrem Inneren frei, woraufhin das Pollenkorn anfängt, zu keimen. Atmet man solche Pollen ein, dann verhalten sich diese unter Umständen viel aggressiver als unbelastete Pollen. Überspitzt könnte man davon sprechen, dass aus normalen Pollen ›Killerpollen‹ geworden sind, die schneller und stärker eine allergische Reaktion hervorrufen können als die unbelasteten Pollen.

Lassen wir uns das auf der Zunge zergehen. Dadurch, dass Pollen auf ihrem Weg durch die Luft mit Luftschadstoffen zusammenkommen, wächst die Gefahr, dass diese Pollen eine Allergisierung verursachen und beispielsweise ein allergisches Asthma hervorrufen können. Wenige, aber hochaggressive Pollen führen also schneller zu einer Pollenallergie als viele Pollen, die unbelastet in ihrem natürlichen Zustand geblieben sind. Das erklärt, warum wir in unseren Städten heutzutage mehr Kinder mit Pollenallergien sehen als auf dem flachen Land, während auf dem Land beispielsweise Schimmelallergien oder Hausstaubmilbenallergien häufiger sind als in der Stadt.

Ein guter Freund von mir der Pneumologe Dr. Andreas Hellmann, hat zum Thema Umwelt und Lunge vor Jahren einen Beitrag mit dem Titel ›Asthma aus dem Auspuff?‹[13] veröffentlicht. Treffender kann man es kaum ausdrücken.

All diese Entwicklungen haben zur Folge, dass nicht nur die Zahl der Pollenallergiker steigt, sondern auch die Beschwerden, die durch Pollen verursacht werden.

Wie ist es dennoch möglich, Pollen aus dem Weg gehen? Natürlich kann man dies nur begrenzt. Gewiss, man könnte sich Wochen oder Monate lang im Keller aufhalten, um Pollen nicht zu begegnen. Es wäre der Gesundheit allerdings nicht zuträglich. Zum Glück gibt es einige Möglichkeiten, gezielt mit Pollen umzugehen. Nehmen wir das Beispiel Baumpollen. Die Pollen von Bäumen wie der Birke, der Erle oder der Hasel werden nicht kontinuierlich freigesetzt, sondern erreichen ihre höchsten Konzentrationen am späten Nachmittag, wenn die Blütenstände trocken sind, die Pollen nach unten fallen, dabei vom Wind aufgenommen, weitergetragen und damit eingeatmet werden können. Baumpollenallergiker sollten in erster Linie diese Tageszeit meiden.

Bei Gräsern ist dies anders. Der Gräserpollenflug setzt ein, wenn die Bodentemperatur über 15 Grad Celsius beträgt und die Ähren in der Nacht feucht wurden, also Tau gefallen ist. Dadurch schwellen die Ähren an, und wenn die Sonne aufgeht und die Ähren trocknen, platzen sie auf und die Pollenkörnchen schießen bis zu einem Meter hoch in die Luft. Weht gleichzeitig Wind, nimmt der Luftstrom die Pollen auf, trägt sie weiter und macht sie für uns einatembar. Es ist also sinnvoll, die aktuelle Wettervorhersage zu verfolgen und ungünstige Konstellationen für die Tagesplanung zu beachten.

5 Tipps für Pollenallergikter:

1. Pollenapps geben mit regionalem Bezug an, wann bestimmte Pflanzen blühen und wann die Pollenkonzentration in der Luft am höchsten ist. Planen Sie Ihre Aktivitäten nach Möglichkeit so, dass Sie an Tagen mit starkem Pollenflug drinnen bleiben.
2. Nachdem Sie draußen waren, sollten Sie Ihre Kleidung wechseln und duschen, um Pollen, die sich in Ihrer Kleidung oder auf Ihrer Haut und in Ihren Haaren festgesetzt haben, zu entfernen.
3. Halten Sie während der Pollensaison Fenster und Türen so weit wie möglich geschlossen, insbesondere während der Hochzeiten des Pollenflugs, die normalerweise am frühen Morgen und am späten Nachmittag sind. Treiben Sie Sport, sind Sie zum Beispiel mit dem Fahrrad unterwegs, kann eine einfache OP-Maske oder eine FFP2-Maske hervorragend helfen.
4. Ein Luftreiniger mit einem HEPA-Filter kann helfen, die Anzahl der Pollen in der Luft in Ihrem

Zuhause zu reduzieren. Geeignet sind auch Pollenfilter als Fenstereinsatz.

5. Antihistaminika, Nasensprays und Augentropfen können helfen, die Symptome der Pollenallergie zu lindern. Bei schweren Allergien kann eine Immuntherapie (auch bekannt als ›Desensibilisierung‹ oder ›Allergieimpfung“) in Betracht gezogen werden.

Nur unscheinbare Pflanzen machen Allergien

Für uns sind nur Pflanzen allergologisch bedeutsam, die windbestäubt sind. Das heißt in der Regel: Pflanzen, die eher unscheinbar sind.

Wie ist das also gemeint? Warum ist eine Blume schön? Sie ist es nicht, weil sie uns gefallen möchte. Das wäre ein sehr egozentrisches Bild der Natur aus Sicht des Menschen. Nein, schöne Pflanzen sind schön beziehungsweise haben schöne Blüten, um Insekten anzulocken. Bienen, Hummeln oder Falter, Insekten, die auf optische Reize reagieren, von Blüte zu Blüte fliegen, Nektar trinken und die Pollen dieser Pflanzen von Blüte zu Blüte befördern mit dem Ziel, den Akt der Befruchtung zu übernehmen.

Schöne Pflanzen sind daher nie allergologisch bedeutsam. Ich kenne keinen Patienten mit einer Rosenallergie, einer Tulpenallergie oder Allergie auf Chrysanthemen. Manchmal gibt es Menschen, die sagen, dass sie den Geruch bestimmter Blüten nicht vertragen und davon Kopfschmerzen bekommen. Dies hat aber nichts mit dem Thema Allergie zu tun. Die Pollen von Pflanzen, die auf die Bestäubung durch Insekten angewiesen sind,

sind genau darauf ausgerichtet. Sie sind groß, fettig, und darauf ausgelegt, an einem Bienenbeinchen kleben zu bleiben, um von Blüte zu Blüte getragen zu werden. Wenn die Blüte vergeht, fallen die Pollen zu Boden und bilden einen gelben Staubsee. Man müsste schon Tag für Tag mit Gewalt Rosenpollen inhalieren, um auf Rosenpollen allergisch zu werden.

Ganz anders verhält es sich aber mit unscheinbaren Pflanzen, die auf Windbestäubung angewiesen sind, beispielsweise Getreidearten, die ja nichts anderes sind als hochgezüchtete Gräser. Diese Pflanzen sind darauf angewiesen, dass der Wind ihre Pollen mitnimmt, teilweise über Kilometer hinweg. Birkenpollen fliegen in einem Radius von sechzig bis einhundert Kilometern und sind in so großer Zahl in der Luft, dass die Wahrscheinlichkeit, irgendwo auf eine geeignete Birkendame zu treffen, hoch genug ist, um den Fortbestand der Art zu garantieren. Wenn Birken oder Gräser blühen, ist die Luft erfüllt von Milliarden flugfähiger Pollenkörnchen, die so klein sind, dass sie leider von uns eingeatmet werden können. Sie haben dann in etwa die Größe von Bakterien und, wie bereits beschrieben, auch die gleiche Außenstruktur durch ihren Eiweißmantel, sodass sie leicht von unserem Immunsystem mit diesen verwechselt werden können.
Diesen Pollen aus dem Weg zu gehen ist schwierig. Mancher Patient äußert im ersten Überschwang, wenn er mit einer Birkenpollenallergie konfrontiert wird: »Ja, Gott, ich habe im Garten eine Birke stehen, die lasse ich gleich morgen fällen!«
Ich sage dann immer: »Langsam, langsam, Sie müssen sich überlegen, aus welcher Richtung der Wind in Ihrer

Gegend kommt, und dann müssen Sie sechzig bis einhundert Kilometer gegen die Windrichtung gehen oder fahren und auf dem Weg dorthin jede Birke umschlagen, die Ihnen begegnet. Nur dann hat das Sinn! Die eine Birke in Ihrem Garten wird leider das Problem nicht lösen.«
Das stimmt zwar nicht ganz, denn die Birke im eigenen Garten lässt die Belastung erheblich steigen, aber eliminieren lässt sich das Problem durch die Fällung einer einzelnen Birke nicht.

Um Pollen aus dem Weg zu gehen, hilft wieder der Blick aufs Wetter. Wenn man beispielsweise draußen Sport machen möchte, dann am besten bei Regen! Oder kurz danach. Dann kann man sicher sein, dass der Regen die Pollen aus der Luft gewaschen hat und die Luft sauber und annähernd pollenfrei ist.
Nun regnet es Gott sei Dank nicht immer. Wenn man aber weiß, dass Baumpollen eher am Nachmittag unterwegs sind und Gräserpollen eher am frühen Morgen, dann könnte man sein Joggingprogramm anpassen, also beispielsweise bei Gräserpollenflug eher in den Abendstunden laufen.
Man sollte sich logischerweise auch überlegen, wo man läuft. Beispielsweise ist die Luft an großen Gewässern wie Seen oder auch Flüssen deutlich pollenärmer, als wenn die Laufstrecke durch ein blühendes Feld führt. Auch die Waldluft ist stärker gefiltert und enthält weniger Pollen als die Luft um sie herum. Außer in einem reinen Birkenwäldchen am Nachmittag, versteht sich.
Besonders viele Pollen erwischt man, wenn man Fahrrad fährt. Radfahren bedeutet ja in der Praxis, dass man mit hohem Tempo und tief schnaufend durch die Gegend

fährt, womöglich mit offenem Mund. Sollten links und rechts blühende Felder stehen, wird man zu einem großen Staubsauger, der Luft und damit Pollen in die Lunge hineinschaufelt und für entsprechende Reaktionen sorgt. Deswegen ist während der Pollenzeit in unserer Praxis die Sprechstunde am Montagvormittag wenig beliebt, weil sich dann die Notfälle der Wochenendausflüge bei uns tummeln.
Übrigens ist auch das Auto ein solcher Staubsauger. Wer ohne Pollenfilter beziehungsweise ohne Klimaanlage (die Pollen in großem Umfang aus der Luft herausfiltert) durch die Gegend fährt und dann wegen der hohen Sommertemperaturen die Lüftungsdüsen auf sein Gesicht richtet, bläst sich Pollen voll in die Schleimhäute. Lieber die Lüftung runterschalten, die Fenster aufmachen (oder das Verdeck, sofern man eins besitzt), so lässt sich die kühlende Luft besser und ohne konzentrierten Pollenkontakt genießen.

Um die Luft zu Hause pollenarm zu halten, sollte man die Fenster den ganzen Tag geschlossen halten und nur zu Zeiten öffnen, wenn draußen wenig Pollen zu erwarten sind, zum Beispiel nachts. Man kann auch Pollenfilter für die Fenster kaufen, die es genauso gibt wie Insektenschutzeinsätze. Sie sind deutlich feiner als Insektenschutzfenster und sehr effektiv.

All dies sind Möglichkeiten, die Pollenbelastung zu reduzieren. Natürlich sollte man auch nicht den Rasen mähen, wenn man Pollenallergiker ist, sondern diese Tätigkeit an jemand abgeben, der nicht schnieft oder hustet, beispielsweise den Ehemann. Wenn Patientinnen klagen, dass dem

Ehemann das alles egal sei, schreibe ich gerne ein Rezept aus, auf dem steht: ›4 Wochen Rasenmähverbot.‹ Bis jetzt habe ich damit noch keinen Ärger bekommen.

Eine Möglichkeit für Patienten, die ungern Medikamente nehmen, besteht darin, einen Mundschutz zu verwenden. Eine normale Staubschutzmaske, wie sie in jedem Baumarkt erhältlich ist bzw. eine OP-Maske aus Corona-Zeiten, ist geeignet, große Moleküle wie Pollen oder Hausstaubmilben von der Schleimhaut abzuhalten.
Ich muss immer lächeln, wenn ich sehe, dass Menschen in Tokio oder New York mit Masken herumlaufen, die gegen den Feinstaub sicher nicht helfen, weil der so klein und fein ist, dass er alle Filter des Körpers durchschlägt. Dem könnte man allenfalls mit einer richtigen ABC-Schutzmaske begegnen. Gegen Pollen sind diese Masken jedoch durchaus wirksam. Es ist daher sehr wohl sinnvoll, auf dem Fahrrad einen solchen Mundschutz zu tragen.
In der Patientenschulung spreche ich dieses Thema gerne an und erntete dafür früher gerne lautes Lachen, nach dem Motto: ›Ich kann doch nicht mit einem Mundschutz herumlaufen, da mache ich mich ja lächerlich.‹
Seit Corona hat man sich an Masken im Straßenbild gewöhnt und ich bin nach wie vor der Meinung, dass Masken einen hervorragenden Schutz für Allergiker darstellen.

6.7 Lockende Duftstoffe – Allergene Allergien

Verlassen wir die ›freie‹ Luft, und machen wir eine kleine Einkaufstour. Betreten wir einen Supermarkt, dann weisen uns nicht nur Infoschilder den Weg, nein, wir sollen uns von einer genau definierten Duftstraße leiten lassen.

Vorbei an Gemüse und Obst hin zu den frisch gebackenen Brötchen, deren Duft zwar immer unsere Magensäure lockt, der aber möglicherweise nicht aus dem Backofen steigt, sondern einer Duftkonserve entstammt.
Ziehen wir weiter in eine Parfümerie oder in die Parfümabteilung eines großen Kaufhauses, bleibt auch dort nichts dem Zufall überlassen. Die jeweiligen Gerüche haben dabei in der Regel nichts mit dem natürlichen Pendant zu tun, das auf den Verpackungen vorgegaukelt wird, sondern stellen komplexe künstliche Moleküle dar, die häufig ein hohes Allergenpotenzial haben.
Schnell weiter in die ›Hygieneabteilung‹. Besonders problematisch sind hier die Duftspender für Autos, Toiletten und die Wohnung im Allgemeinen. Menschen mit einer Duftallergie reagieren mit Hautjucken, geschwollenen Schleimhäuten, Niesen und schlimmstenfalls sogar Atemnot. Es ist höchste Zeit, den unkontrollierten Ausstoß entsprechender Allergene zu begrenzen oder zumindest Allergiker deutlich genug zu warnen. Sonst werden immer mehr Menschen nur noch online einkaufen können und müssen hoffen, dass der Paketzusteller oder die Paketzustellerin kein Parfüm aufgelegt hat. Ansonsten kann ich Duftallergikern nur raten, entweder immer eine Atemschutzmaske dabei zu haben oder Allergietabletten, Cortison und ein Asthmaspray griffbereit zu halten.

5 Tipps für Menschen, die auf duftende Allergene reagieren:

1. Vermeiden Sie Parfüms, Lufterfrischer, Reinigungsmittel und andere Produkte, die Duftstoffe enthalten. Kaufen Sie Produkte, die als ›duftstofffrei‹ oder ›für sensible Haut‹ gekennzeichnet sind.

2. Versuchen Sie, Orte zu meiden, an denen starke Düfte verwendet werden, wie z.B. Parfümerien, Kosmetikabteilungen oder Geschäfte, die Duftkerzen verkaufen. Falls Sie diese Orte besuchen müssen, versuchen Sie, Ihren Aufenthalt so kurz wie möglich zu halten.
3. Sorgen Sie für eine gute Belüftung in Ihrem Haus, um die Konzentration von Duftstoffen in der Luft zu verringern.
4. Wenn Sie eine bekannte Allergie gegen bestimmte Duftstoffe haben, tragen Sie immer entsprechende Medikamente bei sich, z.B. Antihistaminika oder ein Asthmaspray.
5. Wenn Sie feststellen, dass Sie häufig allergische Reaktionen haben, aber nicht sicher sind, auf was Sie reagieren, sollten Sie einen Allergietest in Betracht ziehen. Bei Verdacht auf eine Allergie auf Duftstoffe kann der Allergologe einen sog. Duftstoff-Mix gezielt testen.

6.8 Leben mit Asthma

Welcher Sport ist bei Asthma sinnvoll?

Viele berühmte Sportler haben Asthma und sind oder waren trotzdem erfolgreich, zum Beispiel Sandra Völker (Schwimmen), David Beckham (Fußball), die sechsfache olympische Goldmedaillengewinnerin Amy Van Dyken (Schwimmen), Jerome Bettis, ehemaliger Football-Spieler und viele mehr.

Es geht natürlich nicht nur um Spitzensport. Sportliche Aktivität bildet generell eine wichtige Säule in der Asthmatherapie. Mit dem entsprechenden Training erreicht man nicht nur einen Zugewinn an Leistungsfähigkeit durch die Stärkung der Muskulatur des Körpers. Vielmehr tritt eine Verbesserung der Atemmechanik ein, was wiederum die Belastbarkeit der Lunge verbessert.

Schon in der Kindheit haben viele Asthmatiker die Erfahrung gemacht, dass körperliche Anstrengung zu Atemnot führen kann. Häufig werden Kinder mit Asthma daher vom Schulsport befreit. Dabei wäre das Gegenteil sinnvoll, denn zunehmende Bewegungsarmut führt zu einer Abnahme der Leistungsfähigkeit. Zudem schränkt der Verzicht auf körperliche Belastung den Aktionsradius des Betroffenen und damit seine Lebensqualität erheblich ein. Doch Vorsicht vor blindem Aktionismus!
Es ist keinesfalls egal, welche Art von körperlicher Belastung der Asthmatiker ausführt. Sportarten, bei denen man plötzliche große Anstrengungen erbringen muss, haben sich für Asthmatiker als nicht sinnvoll erwiesen. Sprints und Spurts können durch Auskühlen und Austrocknen der Schleimhaut sehr schnell zu einem Anstrengungsasthma führen. Das betrifft zum Beispiel temporeiche Ballsportarten wie Basketball oder Handball.
Auch Sportarten an feuchter und kalter Luft sind wenig geeignet, da sie zu einer weiteren Reizung des Bronchialsystems führen können. Gemeint sind hiermit zum Beispiel Eishockey, Schlittschuhlaufen oder alpine Skiabfahrten.

Ideal geeignet sind Sportarten wie Inline-Skaten, Nordic Walking, Rudern oder Schwimmen, also in erster Linie Ausdauersportarten. Auch Radfahren geht für Patienten mit schweren Atemwegserkrankungen problemlos, sogar wenn der Einsatz von Sauerstoff notwendig ist! Probleme gibt es allerdings, sobald es leicht bergauf geht. Steigungen sind für Menschen mit einer chronischen Atemwegserkrankung ein oft unlösbares Hindernis. Erst das E-Bike konnte für Atemwegspatienten die Tür zu einer neuen Welt aufstoßen. Jetzt genügt es, den Motor hinzuzuschalten, und schon ist man in der Lage, Steigungen problemlos zu überwinden. Das Rad trägt das Gewicht, auf dem Lenker kann man den Schultergürtel abstützen, kurzum, das Rad ist ein ideales Trainingsmittel für Atemwegspatienten. Im Winter, wenn es glatt wird, sollte man allerdings auf einen Heimtrainer umsteigen. Auch hier kann man mit Sauerstoff seine Muskeln super trainieren, ohne die Lunge zu überlasten, und genau darauf kommt es an.

Ähnlich ist die Situation beim Schwimmen. Hier übernimmt das Wasser die Aufgabe, den Körper zu tragen, und die Betätigung des Schultergürtels und der Arme trainiert die Atemhilfsmuskulatur (vor allem das Zwerchfell) in besonderer Weise. Die warme, feuchte (hoffentlich nicht zu chlorige) Luft tut ihr Übriges, Atemwegspatienten zu unterstützen.

Wichtig ist, eine Sportart zu wählen, die Spaß macht und bei der man nicht getrieben und gejagt wird wie beim Fußball, Squash oder Tennis, zumindest ab einem gewissen Niveau. Wichtig ist also, dass man das Tempo jederzeit selbst bestimmen kann, und dass man das tut, was einem Freude bereitet.

5 Sportarten-Empfehlungen für Asthamtiker

1. Schwimmen ist oft eine ausgezeichnete Wahl für Asthmatiker. Das warme, feuchte Klima in den meisten Schwimmbädern kann dazu beitragen, dass die Atemwege offenbleiben. Darüber hinaus ist Schwimmen eine großartige Möglichkeit, die allgemeine Fitness und die Atemmuskulatur zu stärken. Vorsicht ist geboten bei Schwimmbädern mit hoher Chlorbelastung, da Chlorverbindungen die Schleimhäute stark reizen können.

2. Yoga konzentriert sich stark auf die Atemkontrolle und kann Ihnen helfen, Ihre Atemmuskulatur zu stärken und eine bessere Kontrolle über Ihre Atmung zu erlangen.

3. Radfahren, insbesondere bei moderater Intensität und in warmer, trockener Luft, kann eine gute Möglichkeit für Sie sein, fit zu bleiben. E-Bikes ermöglichen das Radfahren auch auf Hügeln und Steigungen, ohne die Atmung zu sehr zu belasten.

4. Gehen ist eine niedrigintensive Aktivität, die hilft, fit zu bleiben, ohne die Atemwege zu stark zu belasten. Nordic Walking stärkt zusätzlich die Oberkörpermuskulatur.

5. Ein moderates Krafttraining kann helfen, die allgemeine Körperkraft und Fitness zu verbessern, ohne die Atmung zu sehr zu belasten. Es ist wichtig, die Intensität des Trainings zu kontrollieren und sicherzustellen, dass die Atemwege während des Trainings offenbleiben.

Bitte beachten Sie, dass es immer ratsam ist, mit einem Arzt zu sprechen, bevor Sie ein neues Trainingsprogramm beginnen, insbesondere wenn Sie an einer Krankheit wie Asthma leiden. Es ist wichtig, dass die ausgewählte Aktivität sicher ist und Ihren individuellen Gesundheitszustand berücksichtigt.

Was langfristig bei Allergien helfen kann

Neben dem Basiswissen und einigen einfachen Hilfsmitteln, mit denen Sie sich als Allergiker das Leben leichter machen sollten und die wir bis hierhin kennengelernt haben, gibt es weitere Möglichkeiten. Darunter finden sich schwerere Geschütze, aber auch sanfte Strategien zur Stärkung beziehungsweise Schulung unseres Immunsystems. Diese kommen in Frage, sobald vom behandelnden Arzt mit einem Allergietest festgestellt wurde, mit welchen Allergenen wir es zu tun haben. Nicht jede Strategie passt zu jedem Patienten, hier sind Erfahrung und Expertise von Fachleuten gefragt, um eine individuell passende Strategie zu entwickeln.

Bevor wir uns ausführlich dem oft mit Sorgen belasteten Thema Cortison widmen, lassen Sie uns einen Blick auf ein anderes, wohldosiertes Langzeitprojekt werfen.

Hyposensibilisierung – Homöopathie für Schulmediziner?

Die spezifische Immuntherapie, wie die Hyposensibilisierung auch genannt wird, wurde 1911 von dem englischen Forscher Leonard Noon entdeckt. Dem war aufgefallen, dass Imker zwar häufig von Bienen gestochen werden, selten aber eine behandlungsbedürftige Bienengiftallergie oder ein Bienenasthma entwickeln. Als er der Frage nachging, warum das so ist, kam Noon die Idee, dass dieser Umstand möglicherweise damit zusammenhängen könnte, dass Imker oft gestochen werden und dadurch eine Art Immunität gegen Bienengift erlangen. Er testete diesen Ansatz systematisch und stellte fest, dass das Immunsystem, vor allem wenn man mit kleinen Mengen Bienengift beginnt und es dem Körper in größeren Abständen und in steigender Dosierung zuführt, am Ende kein Problem mehr damit hat, wenn der Proband von einer Biene gestochen wird. Ein Stich tut immer noch weh und kann zu einer lokalen Schwellung aufgrund der Giftwirkung führen. Schwere allergische Reaktionen aber, die bei Bienengift auch lebensbedrohlich sein können, treten nicht mehr auf.

Der Forscher war begeistert, einen ›homöopathischen‹ Weg zur Behandlung der Bienengiftallergie gefunden zu haben. Man muss ehrlicherweise sagen, dass das nicht wirklich Homöopathie ist, aber eine gewisse Überschneidung beim Ansatz beziehungsweise der Idee dahinter gibt es.

Nach einiger Zeit ging man daran, die Methode bei anderen wichtigen Allergenen wie Pollen oder Hausstaubmilben zu testen, und machte dabei ähnliche Erfahrungen. Daraufhin begann man, sie therapeutisch zu nutzen. Zunächst einmal hat man dem Körper in wöchentlichen Abständen über mehrere Jahre (bis zu zehn Jahre) das Allergen zugeführt. Später stellte man fest, dass auch geringere Mengen und kürzere Zeiträume (heute üblicherweise drei Jahre) den gleichen Effekt erzielen und die Risiken der Behandlung deutlich reduzieren. Denn Risiken gibt es bei dieser Behandlung. Schließlich führt man dem Körper mit einer Spritze das Allergen, auf das er mit Asthma oder anderen Beschwerden reagiert, gezielt zu. Wenn man aufpasst und das Allergen direkt unter die Haut befördert ohne Kontakt zum Blutsystem, dann ist das unproblematisch. Gelangen auch nur geringe Mengen des Allergens unmittelbar ins Blutsystem, kann es zu heftigen Abwehrreaktionen bis hin zu einem allergischen Schock kommen. Daher rührt die Vorschrift, dass man nach einer Hyposensibilisierungsspritze mindestens dreißig Minuten in der Arztpraxis verbleiben und sich umgehend melden soll, wenn es irgendwelche Probleme gibt. Lebensbedrohliche Fälle habe ich erfreulicherweise noch nie erlebt, wohl aber, wenn auch selten, Asthmaanfälle oder sogenannte systemische Beschwerden wie Kribbeln oder Hautrötungen.

Keinesfalls sollte auf Verdacht hin behandelt werden. Es ist empfehlenswert, dass ein Allergologe (wenn es um Asthma geht, möglichst ein pneumologischer Allergologe) die genaue Zusammensetzung der Allergene durch Haut- und Blutteste abklärt und dann eine zielgerichtete Hyposensibilisierung einleitet.

Heutzutage gibt es eine ganze Reihe von Hyposensibilisierungslösungen gegen eine Vielzahl von Allergenen. Trotz aller Entwicklungen in den letzten hundert Jahren ist die Hyposensibilisierung gegenüber Tierhaaren weiterhin problematisch, auch Nahrungsmittel und Schimmelpilze lassen sich nicht einfach behandeln. Für Patienten mit einer ausgeprägten Pollenproblematik oder einer Hausstaubmilbenallergie hingegen ist die Hyposensibilisierung das Mittel der Wahl, da es mit dieser Methode mit hoher Zuverlässigkeit gelingt, die Beschwerden ein ganzes Leben lang besser zu kontrollieren oder ganz loszuwerden.

In den letzten Jahren kam noch eine weitere Form der Hyposensibilisierung hinzu, nämlich die Möglichkeit, das Allergen mit Tabletten anstelle der Spritzen zuzuführen. Schwere Nebenwirkungen im Sinne von gefährlichen allergischen Reaktionen wurden hierbei bislang nicht beobachtet. Verfahren findet zunehmend Einsatz, insbesondere bei Kindern oder Menschen, die Probleme haben, in regelmäßigen Abständen zum Arzt zu gehen, um sich die Spritze geben zu lassen.

Zusätzliche Abhilfe könnte eine weitere Neuerung verschaffen: In der Forschung wird die Hyposensibilisierungslösung bereits als Nasenspray verabreicht. Egal, wie die Lösung verabreicht wird, Voraussetzung für eine erfolgreiche Behandlung ist die Disziplin des Patienten. Nur bei regelmäßiger Durchführung der Behandlung über einen Zeitraum von mindestens drei Jahren hinweg ist ein Therapieerfolg sehr wahrscheinlich.
Wichtig ist ebenso, dass die Hyposensibilisierung spätestens bei einem sogenannten Etagenwechsel zum Einsatz kommt, das heißt, wenn typische Heuschnupfenbeschwerden anfangen, sich weiter unten, also an den Bronchien, bemerkbar zu machen. Diese Therapieform sollte beginnen, bevor sich ein allergisches Asthma festsetzt. Kommt es trotz einer Hyposensibilisierung zu Beschwerden, dann ist es umso wichtiger, dass weitere Voranschreiten der allergischen Reaktionen zu verhindern. Je länger man wartet, desto schwieriger ist es, dauerhafte Erfolge zu erzielen. Ist eine Hyposensibilisierung erfolglos durchgeführt worden oder nicht möglich, muss man sich auf andere Behandlungsmöglichkeiten konzentrieren.

Antihistaminika oder warum ein schöner Sommer gut für Allergiker ist

Typische Medikamente für die Behandlung von Allergien sind sogenannte Antihistaminika, die man in jeder Apotheke rezeptfrei bekommt. Diese Mittel sollen die Herstellung von Histamin bremsen. Das ist der Stoff, der die allergische Reaktion an Haut oder Schleimhäuten in Erscheinung treten lässt. Nicht umsonst sagen wir in der Praxis dazu Brennnesselgift.

Wenn Körperzellen auf Allergene reagieren, setzen sie Histamin frei, es kommt dann zu den bekannten Reaktionen wie Schwellungen oder Asthmaproblemen. Danach muss die Zelle Histamin erst neu produzieren, was ein bis zwei Tage dauert, bis sie wieder mit voller Kraft reagieren kann. Das macht man sich zunutze, indem man Medikamente einsetzt, die die Produktion von Histamin verlangsamen und damit die Reaktionsfähigkeit des Körpers bremsen. Übrigens erklärt der lange Produktionszyklus von Histamin auch, warum viele Allergiker mit einem schönen Sommer besser zurechtkommen als mit einem schlechten Sommer, der immer wieder durch Regenphasen unterbrochen wird.

Wie das denn, hieß es vorhin nicht, der Regen spült die Pollen aus der Luft?

Das ist richtig, doch auch andere nutzen die Regenpause. Haben wir es mit einem schönen Sommer zu tun, sind Tag für Tag Pollen in der Luft, auf die unsere Allergiezellen im Körper reagieren. Die Pollenbelastung bleibt ständig hoch, das bedeutet, obwohl neues Histamin erst noch gebildet wird, müssen die Zellen nach ein paar Stunden wieder reagieren. Geht das eine Weile so, kommen sie mit

der Produktion von Histamin nicht mehr hinterher, weil sie wieder zur Arbeit gerufen werden, auch wenn die Zelle erst zur Hälfte oder weniger gefüllt ist.
Anders läuft es, wenn sich Tage mit hohem Pollenflughäufiger mit Regentagen abwechseln, an denen keine Pollen unterwegs sind. Nun haben die Zellen jede Menge Zeit, sich wieder richtig mit Histamin volllaufen zu lassen und ›richtig‹ zu reagieren, wenn der nächste Allergenkontakt erfolgt. Entsprechend heftig werden die Reaktionen von Pollenallergikern erlebt. Ist der Sommer schön, kommt die Histamin Produktion ins Stottern – stottert der Sommer, leiden Pollenallergiker stärker.
Aus demselben Grund ist wichtig, Allergietabletten mit einer gewissen Regelmäßigkeit zu nehmen und nicht zu warten, bis man heftige Beschwerden hat. Zu diesem Zeitpunkt helfen homöopathische Medikamente, aber auch DNCG (Cromoglicinsäure) oder Antihistaminika nicht mehr oder nicht mehr so gut wie erwünscht.

Cortison, gute Fee oder Teufel?

Obwohl die Behandlung mit entzündungshemmenden Substanzen außerordentlich erfolgreich und letztendlich unproblematisch ist, sind die emotionalen Widerstände groß, die viele Patienten einer solchen Behandlung entgegensetzen. In die Schusslinie ist dabei vor allem Cortison geraten. Hintergrund hierfür ist der Umstand, dass Cortison seit vielen Jahrzehnten im Einsatz ist und wir lernen mussten, dass dies zu schwerwiegenden Problemen führen kann. Problem ist hierbei weniger der Umstand, dass Cortison etwa giftig wäre.
Cortison ist ein körpereigenes Hormon, also völlig natürlich, es kann allerdings auch synthetisch hergestellt und

verabreicht werden. Wird Cortison in größerer Menge zugeführt und bleibt es über einen längeren Zeitraum tagtäglich für den Körper spürbar, kann das dazu führen, dass die körpereigene Produktion dieses Hormons gestört wird. Hierdurch können dann in der Tat problematische Nebenwirkungen hervorgerufen werden.

Um dieses Thema zu versachlichen, muss man klarstellen, dass der Körper in großen Mengen Cortison produziert. Cortison ist ein Hormon, das in unserer Nebennierenrinde produziert wird, und zwar im Bereich zwischen 20 und 30 mg (Milligramm). Sollten Sie schwanger sein, sind die Mengen erheblich höher. Cortison wird vom Körper überall dort hingeschickt, wo Entzündung und Krieg gegen Bakterien & Co. nicht mehr notwendig sind. Zu seinen Aufgaben gehört es, aufzuräumen, die Wundheilung zu begleiten und dafür zu sorgen, dass das betroffene Organ so schnell wie möglich wieder in seine normale Tätigkeit zurückfinden kann.
Nun haben wir es zum Beispiel bei einer Bronchitis, egal ob aus allergologischem oder infektiösem Anlass, zunächst einmal mit der Aufgabe zu tun, mögliche Erreger zu identifizieren und die Abwehr zu organisieren. Ist dann dieser Prozess abgeschlossen, sind die Bakterien weg beziehungsweise es liegen nur noch Leichen auf dem Kriegsschauplatz. Jetzt kommt das Cortison ins Spiel, entsorgt kaputte Zellen und stopft entzündungsbedingte Löcher in der Schleimhaut.
Cortison ist also etwas durchaus Sympathisches und Wichtiges, es ist ein friedenstiftendes, heilendes Hormon, das für das einwandfreie Funktionieren unseres Körpers von enormer Bedeutung ist. Die Einnahme von Corti-

son kann im Fall von Asthma der Schleimhaut helfen, schneller abzuheilen, und das ist eine wichtige Sache. Wir haben schließlich einen Wettlauf vor uns: Einerseits soll die Schleimhaut so schnell wie möglich abheilen, andererseits wird sie bei jedem Hustenstoß wieder neu gereizt und verletzt, sodass wir nur weiterkommen, wenn wir erreichen, dass der Husten schwächer und weniger verletzend ist. Das kann man mit einem Cortisonspray erfreulicherweise in den meisten Fällen schnell und einfach erreichen.

Warum gibt es dann Probleme, wenn wir Cortison zusätzlich von außen zuführen? Um das zu verstehen, muss man wissen, dass Cortison einem Steuerkreislauf unterliegt. Das heißt, in unserem Hirn gibt es Zellen, die jeden Morgen beim Aufstehen nachschauen, wie viel Cortison im Körper vorhanden ist, und dann bei der Nebennierenrinde anrufen und durchgeben, wie viel heute produziert werden soll. Werden Cortison-Tabletten genommen oder Spritzen verabreicht, erhöht sich der Gehalt von Cortison im Blut, die Kontrollzellen im Gehirn registrieren das und rufen die Nebennierenrinde an, um ihr mitzuteilen, dass noch genug Cortison vorhanden sei und man heute früher nach Hause gehen könne.
Passiert das für ein paar Tage oder Wochen, dann ist das kein Problem. Die Nebennierenrinde feiert erst Überstunden ab, dann geht sie auf halbe Kraft und wartet, wie sich die Dinge weiterentwickeln. Bei monate- oder jahrelanger Gabe von Cortison-Tabletten (beispielsweise bei einer Rheumaerkrankung oder bei Patienten mit transplantierten Organen) kann das Gehirn allerdings irgendwann entscheiden, insgesamt die Produktionskapazität abzubauen.

Im Alltagsleben nennt man das Stellenabbau oder Fabrikschließung. Und das ist in der Tat der Punkt, an dem es zu gravierenden Problemen kommen kann, da in der Nebennierenrinde nicht nur Cortison, sondern auch eine ganze Reihe anderer Hormone produziert wird, auf die wir dringend angewiesen sind.
So kann es passieren, dass plötzlich der Zuckerstoffwechsel nicht mehr funktioniert, in Knochen Calcium nicht mehr richtig eingebaut wird, sich die Fettverteilung im Körper ändert, die Augen Probleme bekommen und, und, und – also all das, was Sie an schlechten Nachrichten über Cortison so zu hören bekommen.

Cortison stoppt Entzündungen. Und genau das ist der Grund, warum Ärzte Cortison verschreiben. Nun könnte man als Nächstes fragen, warum unser Körper auf zusätzliches Cortison angewiesen sein sollte, wenn er es doch selbst produziert.
Für die Antwort schauen wir uns die Abläufe in unserem Immunsystem an:
Nehmen wir an, der Schleimhaut Ihrer Bronchien droht eine Entzündung und unser Körper ruft um Hilfe. Obwohl der Ruf nach weiteren Entzündungszellen an das Immunsystem ergeht, bleibt dieser Ruf folgenlos, wenn in der Schleimhaut das Signalhormon Cortison vorhanden ist. Kommen junge Entzündungszellen vorbei, um in der Schleimhaut aktiv zu werden, schickt das Cortison sie wieder weg, lässt sie sozusagen nicht einreisen und sorgt dafür, dass die Zahl der Entzündungszellen in der Schleimhaut nicht zunimmt. Das ist die halbe Miete.
Der von diesen Zellen erzeugte Entzündungseffekt kann über Monate anhalten, häufig auch bis zur nächsten neuen

Belastungsphase. Gelingt es über diesen Zeitraum, zuverlässig zu verhindern, dass junge, neue Entzündungszellen in die Schleimhaut einsickern, obwohl Pollen eingeatmet werden, obwohl Infekte über die Schleimhaut hinweggehen, obwohl durch seelische oder körperliche Belastung die Bronchien gefordert werden, kommen wir Tag für Tag dem Ziel näher, die Entzündung unter Kontrolle zu halten. Auf diese Weise kann es gelingen, ein Asthma ausgehen zu lassen wie eine Kerze, deren Wachs unaufhaltsam verbrennt und irgendwann zu Ende geht. Die Kerze erlischt, und auch Asthma kann einfach ausgehen, wenn die Faktoren wirksam bekämpft werden, die es bislang groß und stark werden ließen.

Darum und um nichts anderes geht es, wenn entzündungshemmende Therapien über einen Zeitraum von mehreren Monaten unabhängig von Beschwerden regelmäßig genommen werden sollen. Die oft befürchteten Nebenwirkungen lassen sich in aller Regel durch das Inhalieren geeigneter Weiterentwicklungen des ursprünglichen Cortisons zuverlässig verhindern, sodass auch kleine Kinder oder Schwangere problemlos über lange Zeit hiermit behandelt werden können.

Frau P. betrat mein Zimmer gemeinsam mit Ihrer Tochter Claudia. Das neunjährige Mädchen hatte tränende Augen, eine geschwollene Nase und sah wahrlich leidend aus. Sie litt unter einer schweren Pollenallergie. Ich forderte beide auf Platz zu nehmen und bat die Mutter, den Fall zu schildern.

»Mein Homöopath hat mich zu Ihnen gesandt. Er meinte, Sie seien vertrauenswürdig. Er sagte aber auch, Sie würden wahrscheinlich Cortison einsetzen, aber das könne er später schon wieder entgiften.«

Ich lehnte mich zurück und sah sie lächelnd über den Rand meiner Brille an. »Sie möchten also eine Behandlung ohne Cortison?«
»Selbstverständlich.«
»Ich kann Ihnen das zwar nicht verschreiben, aber am einfachsten fahren Sie zum Stuttgarter Flughafen, parken auf P0 für Langzeitparker und nehmen den nächsten Flug nach Tunesien, Marokko oder Mallorca. Dort gibt es nur außerordentlich wenige Pollen.«
»Wollen Sie mich auf den Arm nehmen?«
»Mitnichten«, antwortete ich Frau P. »Wenn Sie dort am Meer sind, wird die Schleimhaut Ihrer Tochter nicht weiter gereizt, es bilden sich keine neuen Entzündungszellen und wir brauchen kein Cortison, weil es nichts zu behandeln gibt.«
»Ich kann jetzt nicht nach Marokko fliegen.«
»Dann sollten wir gemeinsam darüber nachdenken, wie wir das Leben Ihrer Tochter ein wenig leichter machen können, meinen Sie nicht? Jeden Tag stehen die Bronchien Ihrer Tochter Tausenden von Pollen gegenüber. Ihr Homöopath, den ich für einen sehr vernünftigen Mann halte, weiß, dass er an den Grenzen dessen angekommen ist, was er mit seiner Kunst erreichen kann. Warum vertrauen Sie mir nicht ein wenig?«
Einige Tage später nahm die Mutter an einer Patientenschulung teil, wo wir das Ganze noch einmal detailliert erläutern konnten. Am Ende willigte sie ein, ein entzündungshemmendes, jedoch Cortison-haltiges Asthmaspray einzusetzen. Als ich die junge Patientin das nächste Mal sah, fiel sie mir freudestrahlend um den Hals, weil ihre Beschwerden innerhalb weniger Tage dauerhaft verschwunden waren.
Wir vereinbarten, im kommenden Winter eine Hyposensibilisierungstherapie zu beginnen, die bereits erste Früchte trägt.

Wenige Tausendstel Milligramm genügen

Im Zusammenhang von Cortison und Asthma müssen wir über das Inhalieren sprechen. Ein großer Vorteil besteht darin, dass wir beim Inhalieren viel weniger Cortison benötigen, als wenn wir Tabletten einnehmen. Das ist ganz einfach zu verstehen, wenn wir uns klarmachen, wie viel die Schleimhaut Ihrer Bronchien wiegt.

Meiner bayrischen Heimat ist es üblich, beispielsweise saures Züngerl zu essen, typischerweise aus einer Kalbslunge oder Schweinelunge gemacht, die im Übrigen etwa die Größe einer menschlichen Lunge besitzen. So ein Züngerl wiegt um die ein bis zwei Kilo. Das meiste davon aber ist Flüssigkeit und Gewebe. Würde man mit einer feinen Schere alle Bronchien aufschneiden und die Schleimhaut vorsichtig herauskratzen, kämen vielleicht 100 bis 150 Gramm zusammen. Mehr sicher nicht, wobei ich es auch nicht genau weiß, weil ich die Schleimhaut noch nie gewogen habe. Bleiben wir für unser Beispiel bei 100 Gramm.

Jetzt nehmen wir einen gestandenen Mann wie mich, ich wiege um die 120 Kilo. Wenn ich die Schleimhaut meiner Lunge mit Cortison-Tabletten behandeln wollte, müsste ich von der großen Zehe bis zur Nasenspitze den ganzen Körper mit Cortison überfluten, damit die Schleimhaut genügend abbekommt. Leider sind wir – außer bei einigen Tumormedikamenten – bislang nicht in der Lage, Medikamente gezielt dorthin zu schleusen, wo sie wirklich benötigt werden. Statt 100 Gramm Schleimhaut zu behandeln, müsste ich in meinem Fall deutlich über 100 Kilo, mehr als das Tausendfache, mit Chemie tränken, also einen riesigen Overkill begehen.

Ist es da nicht ein Glück, dass wir es im Fall von Asthma mit einem Organ zu tun haben, das unmittelbar von außen zugänglich ist? Atme ich einmal tief ein und nehme dabei genügend Substanz auf, kann ich die Schleimhaut von außen behandeln und brauche nur einen Bruchteil der Menge, die bei Tabletten notwendig wäre. Konkret bedeutet dies, dass wir im Fall von Cortison als Spray mit wenigen µg (Mikrogramm, also Tausendstel Milligramm) behandeln können, wo ansonsten Medikamentenmengen im Grammbereich notwendig wären. Zur Erinnerung: Die körpereigene Produktion liegt bei etwa 20 bis 30 Milligramm.

Würde ich eine Menge von 100 oder 200 µg Cortison in Kochsalzlösung auflösen und in meinen Körper spritzen, würde sich der ein bisschen darüber wundern, was das soll, angesichts der geringen Menge würde er nicht dazu übergehen, selbst kein Cortison mehr zu produzieren. Selbst dann nicht, wenn ich diese Behandlung über einen längeren Zeitraum durchführen würde. Das ist aber nicht der Fall. Ich inhaliere das Medikament, es kommt ganz gezielt dort an, wo es gebraucht wird, und nur ein kleiner Bruchteil landet im übrigen Körper.

Cortisonhaltige Sprays sind der beste Schutz gegen ein vorhersehbares allergisches Geschehen. Damit kann die Schleimhaut dauerhaft von Entzündungszellen freigehalten und der Motor des allergischen Geschehens am wirkungsvollsten gebremst werden. Ihr Einsatz ist deshalb auch sinnvoll, wenn Allergenkontakte demnächst bevorstehen, nicht erst, wenn sie bereits stattgefunden haben.

Am besten wäre es, wenn Patienten mit einer Pollenallergie von ihrer Krankenkasse oder ihrem Arzt eine SMS bekämen, wenn die Meteorologen den ersten Pollenflug vorhersagen und spätestens dann anfangen, ein cortisonhaltiges Präparat zu inhalieren oder als Nasenspray einzusetzen.

Apps übernehmen diese Aufgabe gerne. Leider passiert das nur in den seltensten Fällen und man sitzt dann mit einem handfesten allergischen Asthmaanfall beim Arzt. Zeit ist verloren gegangen.

Ich hoffe, es ist deutlich geworden, was es mit Cortison – jedenfalls bei der Anwendung als Pulver oder Spray an den Schleimhäuten der Lunge oder der Nase – auf sich hat und dass diese Behandlung eine ideale Strategie darstellt, mit chronisch-entzündlichen Erkrankungen wie Asthma zurechtzukommen. Darüber hinaus kann sie nicht nur bei Erwachsenen, sondern auch bei Kindern und Schwangeren verantwortungsvoll durchgeführt werden.

5 Tipps zum Umgang mit Cortison

1. Verwenden Sie Ihr Medikament regelmäßig. Inhalative Cortison-Präparate sind zur täglichen Anwendung bestimmt, unabhängig davon, ob Sie Symptome verspüren oder nicht. Diese regelmäßige Anwendung hilft, Entzündungen in den Atemwegen zu kontrollieren und Asthmaanfälle zu verhindern.

2. Um sicherzustellen, dass das Medikament dort ankommt, wo es benötigt wird, ist es wichtig, die richtige Inhalationstechnik zu erlernen und anzuwenden. Ihr Arzt oder Apotheker kann Ihnen dabei helfen.

3. Obwohl inhalatives Cortison in der Regel gut verträglich ist, kann es bei einigen Menschen zu lokalen Nebenwirkungen kommen. Informieren

Sie Ihren Arzt, wenn Sie Anzeichen von Nebenwirkungen bemerken, wie zum Beispiel Heiserkeit, Mundsoor oder Husten.

4. Besuchen Sie regelmäßig Ihren Arzt, um die Kontrolle über Ihr Asthma zu behalten. Bei diesen Besuchen kann Ihr Arzt Ihre Lungenfunktion überprüfen und Ihre Medikamentendosis anpassen, wenn nötig.

5. Neben der Anwendung von Medikamenten ist es wichtig, Asthmaauslöser zu vermeiden. Diese können Allergene, Rauch, Kälte und bestimmte Medikamente umfassen. Erkennen Sie Ihre Trigger und versuchen Sie, sie wo immer möglich zu vermeiden.

Von der ›Schlaglochmedizin‹ zur Erfolgsstrategie

Es lässt sich die Tatsache nicht umgehen, dass eine erfolgreiche Therapie gegen Asthma nicht in Kategorien von Tagen oder Wochen geplant werden darf, sondern im wahrsten Sinne des Wortes einen langen Atem benötigt. Trotz akut auftretender Probleme ist Asthma eine chronische Erkrankung. Genau darin liegt das Problem. Die moderne Asthmatherapie ist so effizient und wirksam, dass die meisten Patienten schon nach wenigen Tagen oder Wochen das Gefühl haben, das Schlimmste sei vorbei, man sei diesmal noch mit einem blauen Auge davongekommen und könne die Medikamente jetzt guten Gewissens wieder absetzen - vor allem das, dem man noch immer zutiefst misstraut, dem Cortison.

Dummerweise ist das der falsche Schritt. Denn die Zellen, um die es bei der Behandlung geht, leben länger. Und wenn

sie nicht gestorben sind, dann warten sie tief versteckt in der Schleimhaut auf ihre nächste Chance, wie ein Bär im Winterschlaf auf den nächsten Frühling wartet. Und irgendeine Chance wird kommen: mit dem nächsten Infekt, dem nächsten Allergieschub, dem nächsten Kälteeinbruch. Dann werden Sie als Asthmatiker wieder nachts im Bett sitzen, nach Luft ringen, Tabletten schlucken, Sprays nehmen und schwören, diesmal alles ganz anders zu machen, die Medikamente regelmäßig und konsequent zu nehmen und überhaupt ein neues Leben zu beginnen.
Das Problem ist nur, dass es Ihnen ein paar Tage später wieder gut geht und prompt alle guten Vorsätze erneut über Bord gehen, und so läuft es immer wieder und wieder. Wir nennen das dann ›Schlaglochmedizin‹, denn Sie bewegen sich von Schlagloch zu Schlagloch und dabei entstehen immer mehr Probleme, weil sich der Feind in den Pausen erholt, wenn wir ihm nicht dauerhaft Paroli bieten. Ein nachhaltiges und strategisches Denken ist bei der Behandlung von Asthma ebenso gefordert wie Disziplin und Durchhaltevermögen. Eine Therapie ›nach Bedarf‹ oder ›to go‹ gibt es hier nicht.
Der Knackpunkt ist der Moment, an dem man vom Asthma nichts mehr spürt. Oder sollte ich besser sagen: scheinbar nichts mehr spürt?

Kann man Asthma überhaupt spüren? Na klar! Das wird Ihnen jeder, der schon einmal Probleme mit Asthma hatte, bestätigen. Leider ist es nicht so einfach. Asthma spürt man in Ruhe erst, wenn 50 Prozent oder mehr der Bronchien verengt sind! Das führt viele Asthmatiker leider immer wieder auf den Holzweg: Selbst, wenn sie sich belasten, nehmen sie Asthma häufig nicht zur

Kenntnis, erklären Atemnot mit Trainingsmangel oder Winterspeck. Tatsache ist, dass die meisten Asthmatiker die Medikamente nur in Phasen regelmäßig und zuverlässig nehmen, in denen es ihnen schlecht geht, und dass sie auch dann meist nur die Medikamente nehmen, die schnell und intensiv die Bronchien erweitern. Medikamente, die als nicht so spektakulär wirksam erlebt werden, dafür aber die Chance eröffnen würden, dauerhaft den Kampf gegen die Erkrankung zu gewinnen, werden eher vernachlässigt. Doch statt Hauruck, wäre ein gemäßigter Langstreckenlauf die bessere Entscheidung. Sonst landet man am Ende nur im nächsten Schlagloch.

6.9 Asthmacontrolling

Wie kann man bei fehlenden Beschwerden feststellen, wie es mit der asthmatischen Entzündung in meinen Bronchien steht? Die Lungenfunktion beim Arzt zu testen, ist die zuverlässigste Möglichkeit, eine Aussage über den Zustand der Bronchien zu bekommen. Der Arzt hat die Möglichkeit, nicht nur die Lungenfunktion zu messen, sondern auch Tests durchzuführen, wie stabil die Bronchien sind. Mehr Informationen dazu finden Sie im Kapitel ›Die Lunge auf dem Prüfstand‹. Welche Möglichkeiten gibt es für den Patienten selbst, eine Aussage über sein Asthma zu treffen, herauszufinden, wie gut kontrolliert das Asthma im Moment ist? Im Wesentlichen gibt es hierfür drei Möglichkeiten, seit kurzem noch eine vierte.

Die am häufigsten praktizierte Möglichkeit, ist es, zu sehen, ob es pfeift, wenn man im Bett liegt oder sich belastet, ob man husten muss und ob man im schlimmsten Fall keine Luft bekommt. Der Nachteil dieser Methode ist, dass die Ergebnisse von Tag zu Tag schwanken, je nachdem, wie aktiv die Asthmazellen im Moment sind. Leider hat dies wenig damit zu tun, wie gut das Asthma wirklich im Griff ist.

Die zweite Möglichkeit, eine Aussage zur Qualität der Asthmakontrolle zu bekommen, ist die Bestimmung der sogenannten Peak-Flow-Werte, abgekürzt PEF-Werte. Hierzu muss wenigstens zweimal täglich vor und nach dem Inhalieren von Asthmamedikamenten in ein Röhrchen geblasen werden. Der dabei erhobene Wert sagt etwas über die Qualität der Asthmakontrolle aus. In dem Gerät stecken eine kleine Spiralfeder und ein Marker, der durch festes Hineinblasen in das Gerät nach oben befördert wird, und zwar umso mehr, je stärker man hineinbläst. Die Besucher von Volksfesten kennen dieses Prinzip vom ›Hau den Lukas!‹ beziehungsweise von der Alkoholkontrolle durch die Polizei. Dieser einfache Test lässt eine gute Aussage zur Asthmakontrolle zu, da es von der Weite der Bronchien abhängt, wie schnell man die Luft ausstoßen und damit den Marker nach oben treiben kann. Die Nachteile dieser Methode sind, dass man mehrfach am Tag messen muss und dass die Geräte nicht geeicht werden können. Sie lassen aber einen gut reproduzierbaren Schluss zu der Frage zu, ob es mit den Werten nach oben oder nach unten geht und ob man Konsequenzen für die Asthmabehandlung ziehen muss oder nicht.

Eingebürgert hat es sich, dies als Ampel grafisch wiederzugeben. Liegen die gemessenen Werte zwischen 80 und 100 Prozent des in guten Zeiten maximal erreichbaren Wertes, liegt man im grünen Bereich, bei Werten zwischen 50 und 80 Prozent zeigt die Ampel Gelb, und unter 50 Prozent sind Sie im roten Bereich angekommen.

- Der rote Bereich bedeutet: Alarm! Entweder müssen Medikamente für den Notfall aktiviert werden, falls ein solcher Notfallplan existiert, oder aber Sie sollten umgehend zum Arzt gehen.
- Der gelbe Bereich signalisiert, dass etwas nicht stimmt, die Basistherapie sollte gegebenenfalls intensiviert werden, beispielsweise die Einnahme von inhalativen Cortison-Präparaten erhöht werden. Bei Grün kann man sich ein Stück weit beruhigt zurücklehnen, aber dies bedeutet nicht, dass man einfach alle Medikamente weglassen darf! Man ist sozusagen in der Reparaturphase der Bronchien, die laufende Basistherapie kann beibehalten werden, Tag für Tag arbeitet man sich an das Ziel einer langfristigen Asthmabeherrschung heran.
- Jeder Tag in der grünen Phase ist ein Tag, der uns weiter wegbringt von der Erkrankung. Da wir aber wissen, dass Asthmazellen lange Zeit überwintern können, bevor sie verschwinden, müssen wir entsprechend lange eine grüne Phase sicherstellen, möglichst durchgehend. Erst dann können wir sicher sein, dass der Krieg gegen Asthma gewonnen ist. Das Peakflowmeter kann übrigens von Ihrem Arzt rezeptiert werden.

Die dritte Möglichkeit, die Asthmakontrolle zu optimieren, ist, den sogenannten Asthmakontrollplan durchzuführen. Der besteht aus fünf Fragen, die in großen Studien hinsichtlich ihrer Aussagefähigkeit validiert wurden und eine klare Aussage zulassen, wie gut kontrolliert das Asthma im

Moment ist. In diesen Fragen wird beispielsweise geklärt, wie oft in den letzten vier Wochen Notfallmedikamente zum Einsatz kommen mussten, wie stark das Asthma den Alltag beeinflusst oder in der Nacht Beschwerden ausgelöst hat. Beantwortet man diese Fragen genau und zuverlässig, hat man eine gute Einschätzung vor sich, wie sich das Asthma in den letzten vier Wochen entwickelt hat. Meistens kommen Patienten mit Werten unter 20 (der Maximalwert liegt bei 25) in die Sprechstunde, verbessern sich dann auf Werte zwischen 20 und 25 und können hoffen, einen ausreichenden Sicherheitsabstand zwischen Asthma und einer stabilen Gesundung zu erreichen. Entscheidend ist wieder die lange Strecke.

Da diese Fragen nur alle vier Wochen konzentriert beantwortet werden müssen, kann dies eher als der PEF-Wert als Basiskontrolle verwendet werden. Sie können sich auf der Internetseite der Atemwegsliga (atemwegsliga.de) über den Link im Service-Bereich zum Asthmakontrolltest ACT die Fragen herunterladen oder den Test gleich online ausfüllen. Es gibt dort auch eine Version für Kinder.

Die vierte Kontrollmöglichkeit, die ich Ihnen vorstellen möchte, ist recht neu, aber spannend. Hier wird nicht überprüft, welche Folgen die Aktivität von Entzündungskontrollen im Hinblick auf die Lungenfunktion hat. Hier wird vielmehr unmittelbar die Aktivität von Abwehrzellen in der Tiefe der Atemwege gemessen. Aktive Zellen produzieren Stickoxid (NO), das in der Atemluft direkt mit Sensoren gemessen werden kann. Ein hoher Wert spricht für eine ausgeprägte entzündliche Aktivität, ein niedriger für wenig Aktivität.

Erstmals in der Geschichte der Asthmabehandlung haben wir hiermit eine Möglichkeit zur unmittelbaren Kontrolle der Entzündung in den Atemwegen zur Verfügung. Damit kann man die Behandlung titrieren, also exakt an der aktuellen Entzündungsreaktion ausrichten.

Mit dieser neuen Kontrollmöglichkeit können wir die Asthmatherapie zwar laufend an die Aktivität der Erkrankung anpassen, sie also kurzfristig verstärken, wenn Probleme auftreten, oder reduzieren, wenn im Moment geringe Probleme bestehen. So sinnvoll das sein kann, so sehr müssen wir aufpassen, dass wir nicht wieder in die Schlaglochfalle tappen.
Wir sollten die Behandlung keinesfalls beenden, bevor nicht klar ist, dass die Zahl der Zellen so gering geworden ist, dass ein Wiederaufflammen der Erkrankung nicht mehr unmittelbar bevorsteht. Dies gilt insbesondere für die strategische Langzeittherapie, beispielsweise die Einnahme inhalativer Cortison-Sprays. Das Geheimnis liegt darin, einen individuell maßgeschneiderten Behandlungsweg zu finden, der in seinen Erfolgen klar und zuverlässig definiert werden kann. Dann ist es möglich, ein richtiges Asthmacontrolling einzuführen und den Krieg gegen Asthma langfristig zu planen, Ziele zu setzen, Erfolge zu messen und den entscheidenden Sieg zu erringen. Denn nur ein gemeinsam von Arzt und Patient getragenes, langfristiges und positiv umgesetztes Behandlungskonzept bringt Sie weiter.

6.10 Sinnvolles und Sinnloses aus der Komplementärmedizin

Ein solcher Weg lässt sich durchaus mit komplementärmedizinischen Behandlungsmöglichkeiten wie Homöopathie, Akupunktur oder Ähnlichem vereinbaren. Ich muss nur genau hinsehen. Häufig gelingt es, durch eine vernünftige Mischung von schulmedizinischen und komplementärmedizinischen Ansätzen eine erfolgreiche, gut verträgliche und positiv erlebte Therapie das Beste aus beiden Welten zusammenzubringen und einen dauerhaften Therapieerfolg zu ermöglichen. Meine Frau, die Atemtherapeutin ist, spricht nicht gerne von Alternativmedizin, sondern lieber von Komplementärmedizin, womit gemeint ist, dass ›natürliche‹ Behandlungsmethoden und Therapien nicht Schulmedizin ersetzen sollen, sondern ergänzen. Das sehe ich genauso: Wir sollten versuchen, dass Beides in der Behandlung zu nutzen und zusammenzuarbeiten und uns nicht gegenseitig Kompetenz und Behandlungserfolge absprechen. Teil dieser Wahrheit ist allerdings auch, dass es in aller Regel ohne schulmedizinische Ansätze nicht gelingt, langfristig erfolgreich zu sein.

Auf der anderen Seite wird der Schulmedizin häufig der Vorwurf gemacht, sie bemühe sich zu wenig um die Beseitigung der Erkrankung und konzentriere sich stattdessen auf die Folgeerscheinungen, kümmere sich also um Symptome statt um Ursachen. Das ist so allgemein formuliert falsch. Die entzündungshemmende medikamentöse Behandlung bietet bei Asthma eine sehr gute Chance, die Erkrankung dauerhaft erfolgreich anzugehen.

Genauso richtig ist:

Wenn Heilpraktiker Erfolge erzielen, dann oft, weil sie auf den Patienten eingehen, sich Zeit nehmen und die

Kraft des Patienten und seines Behandlers positiv bündeln. Das ist ein Ansatz, der in vielen eng getakteten Arztpraxen, geschweige denn in Krankenhäusern, leider viel zu selten zum Tragen kommt. Nun haben wir als Mediziner wirksame Medikamente. Würden wir es schaffen, die Wirksamkeit dieser Medikamente mit einem ›positiven Feeling‹ zu versehen, dann würden wir die Wirkung der medikamentösen Therapie sicher erheblich steigern können.

Die Realität sieht dagegen leider manchmal anders aus. Da sitzen Patienten auf der Couch, vor sich die Nummer des Notarztes, und warten nach der Einnahme eines Cortison-Spray darauf, dass sich innerhalb der nächsten Minuten eine der auf dem Beipackzettel aufgelisteten Nebenwirkungen zeigt. Welche Vergeudung von positiver Energie, die wir im Heilungsprozess brauchen könnten! Zusätzlich zu Studienergebnissen und Doppelblind-Versuchen würde mehr Empathie, Vertrauen und ›Zauber‹ in der Arzt-Patienten-Beziehung bestimmt nicht schaden.

Die letzte Version der ›Nationale Versorgungsleitlinie Asthma‹ enthielt ein Kapitel über Therapien, die bei Asthma nicht sinnvoll sind, beziehungsweise für die es keine Studien gibt, die beweisen, dass diese Maßnahmen erfolgversprechend eingesetzt werden können. Unter anderem werden hier aufgeführt:

- Akupunktur
- Traditionelle chinesische Medizin
- Spezielle Ernährungsmaßnahmen
- Homöopathie,
- Speläotherapie (Höhlentherapie)
- Ionisierer (Raumluftreiniger)
- Phytotherapie (Pflanzenheilkunde)
- Hypnose

Diese Liste zählt zum einen komplementäre Therapien auf und keine Alternativtherapien. Diese begriffliche Unterscheidung ist wichtig. Aus meiner Sicht gibt es keine Alternativtherapien bei der Behandlung von Asthma und COPD im Sinne eines vollumfänglichen Ersatzes. Wir haben bei der Behandlung dieser beiden Erkrankungen hervorragende schulmedizinische Therapien zur Verfügung, die nur sehr begrenzt Nebenwirkungen zeigen oder vollständig frei davon sind und sehr effektiv helfen, die Lunge funktionsfähig zu halten beziehungsweise wieder funktionsfähig zu machen.
Es spricht aber nichts dagegen, sich darüber hinaus weiterer Behandlungsmöglichkeiten zu bedienen. Die Atemtherapie beispielsweise ist in besonderer Weise in der Lage, in Bereichen, in denen Medikamente kaum oder keine Wirksamkeit entfalten können, zusätzlich positive Effekte zu erzielen. Das Ziel muss immer bleiben, nicht Schulmedizin durch Alternativmedizin zu ersetzen, sondern weitere Behandlungsmöglichkeiten zusätzlich zu einer schulmedizinischen Basistherapie zu testen und gegebenenfalls einzusetzen.

Wenn ich mir unter diesem Gesichtspunkt den Katalog ansehe, muss ich zu einigen der Therapieformen ein paar eigene Anmerkungen machen. Zur Hypnose habe ich keine eigenen Erfahrungen und kenne auch keine Studien, die es geraten sein lassen, die Hypnose als wirksame Behandlung zu nutzen. Mit allen übrigen Therapieformen verfüge ich über Erfahrungen in der Praxis, teilweise ganz unterschiedliche.

Akupunktur und traditionelle chinesische Medizin

Akupunktur ist in manchen Bereichen der Medizin inzwischen anerkannt und wird von gesetzlichen Krankenkassen übernommen, allerdings bislang praktisch ausschließlich im Bereich der Schmerztherapie. Es spricht nichts dagegen, Akupunktur bei Asthma oder COPD zu nutzen, jedoch sind chronische Atemwegserkrankungen nicht eine Domäne der Akupunktur. Sie wird auch in der traditionellen chinesischen Medizin bei diesem Krankheitsbild eher zurückhaltend genutzt, interessanterweise bevorzugt bei akuten Beschwerden.

Aus meiner Sicht ist gerade beim allergischen Asthma eine fachmännisch durchgeführte Akupunktur immer eine Option, die schulmedizinischen Ansätze gut zu ergänzen. Als komplementäre Therapie spricht nichts dagegen.

In der Aufzählung der Leitlinie ist die traditionelle chinesische Medizin (TCM) gesondert aufgeführt, weil darunter neben der Akupunktur die unterschiedlichsten Therapieformen verstanden werden, mit denen ich mich im Einzelnen nicht beschäftigen möchte. Ich möchte als Beispiel für die chinesische Arzneimitteltherapie nur eine kleine Anekdote erzählen, die zeigt, dass auch scheinbar natürliche Mittel problematisch sein können.

Ich hatte vor einigen Jahren einen vermögenden Privatpatienten mit schwerer COPD, der mittlerweile leider verstorben ist. Dieser Patient kam immer wieder in akuten Verschlimmerungsphasen zu mir, eines Tages bleib er aber für längere Zeit weg. Ich machte mir Sorgen, bis ich ihn zufälligerweise auf einer Messe in Ulm traf, auf der es um Alternativmedizin ging. Dort warb er für Murmeltierfett. Erstaunt fragte ich ihn, was das soll. Er antwortete, dass er ein neues Medikament entdeckt habe, das so gut helfe, dass er meine Medikamente nicht mehr brauche. Als Bauunternehmer habe er eine Reihe von Mitarbeitern aus dem Ural eingestellt (das war noch vor dem Ukraine-Krieg), die ihm erzählten, dass man in ihrer Heimat im Herbst Murmeltiere schieße und mit deren Fett alle möglichen Erkrankungen behandle, beispielsweise Asthma. Ich konnte das zunächst nicht ernst nehmen und habe mich daher für ihn erkundigt.

In der Tat ist es so, dass alle Winterschläfer in ihrem Fett große Mengen Cortison einlagern, um den Winterschlaf und die damit verbundene Minimierung aller Lebensvorgänge gut zu überstehen. Schießt man die Tiere in dieser Zeit und verflüssigt vorsichtig ihren Winterspeck, so kann man Cortison und andere entzündungshemmende Substanzen darin finden. Der Patient nahm jetzt jeden Tag zwei Esslöffel von diesem Fett und meinte, er habe den Eindruck, das helfe enorm. In Wirklichkeit stellt das aber eine völlig unklare Form der Therapie dar, weil man keinerlei Kontrolle über die tatsächlich verabreichten Dosen hat. Asthmacontrolling ist in diesem Fall unmöglich. Hätte er regelmäßig sein Cortison Spray genommen, wäre das sicherlich wirksamer und unproblematischer gewesen.

Spezielle Ernährungsmaßnahmen

Was Ernährungsmaßnahmen anbetrifft, bin ich der Meinung, dass sie nur begrenzt sinnvoll sind. Die allgemeine Verhaltensmaßregel, beispielsweise keinen Zucker oder kein Schweinefleisch zu essen, um damit Asthma durchgreifend zu behandeln, halte ich nicht für erfolgversprechend und habe keine entsprechenden Erfahrungen sammeln können.

Natürlich ist es wichtig, dass man bei echten Nahrungsmittelallergien das Allergen meidet, bei Nuss- oder Fischallergen zum Beispiel ist der Verzicht auf diese Nahrungsmittel notwendig. Darüber hinaus ist aus der Perspektive der Asthmabehandlung kein zusätzlicher Nutzen zu erwarten.

In der Diskussion steht auch die ergänzende Einnahme von Mineralien und Vitaminen. Eine besondere Rolle scheint hierbei das Vitamin D3 zu spielen.[14]

Eine Arbeitsgruppe um Prof. Dr. Dr. Susetta Finotto aus der Molekularen Pneumologie des Uniklinikum Erlangen hat dafür die klinische Ausprägung des Asthmas von betroffenen Vorschulkindern und Erwachsenen im Kontext des Vitamin-D3-Blutspiegels und der nahrungsergänzenden Vitamin-D3-Einnahme untersucht. Dabei fand das Forschungsteam heraus, dass Kinder und Erwachsene mit einer nahrungsergänzenden Vitamin-D3-Einnahme eine geringer ausgeprägte Asthma-Symptomatik und einen geringeren Asthma-Schweregrad aufwiesen sowie weniger steroidhaltige Medikamente zur Inhalation benötigten.

Homöopathie

Es gibt keine wissenschaftlichen Beweise dafür, dass homöopathische Medikamente Asthma effektiv behandeln können. Asthma ist eine schwere Erkrankung, die eine angemessene medizinische Behandlung erfordert. Die Behandlung von Asthma erfordert eine Kombination aus Medikamenten und möglicherweise einer Änderung des Lebensstils.

Homöopathische Mittel werden oft als alternative oder ergänzende Behandlungsmethode verwendet. Eine wirksame Behandlung von Asthma erfordert aber die Verwendung von Medikamenten, die sicher in der Lage sind, die Symptome zu kontrollieren und die Entzündung der Atemwege zu reduzieren.

An der Homöopathie scheiden sich die Geister, was die Schulmedizin anbetrifft. Auch ich bin der Meinung, dass die Behandlung eines Asthma- oder COPD-Patienten mit Homöopathika alleine nicht verantwortbar ist. Allerdings habe ich immer wieder Fälle erlebt, in denen Teilprobleme wie das Husten, die Verschleimung oder nächtliches Aufwachen mit Atembeschwerden durch Homöopathika positiv beeinflusst werden konnten. Wir können klar sagen, dass eine homöopathische Therapie keine Nebenwirkungen hat außer der, dass dadurch unter Umständen eine notwendige Basistherapie verhindert wird. Ist dies nicht der Fall, wird Homöopathie also rein komplementärmedizinisch gesehen und eingesetzt, spricht aus meiner Sicht nichts dagegen, einen Behandlungsversuch zu machen.

Es gibt homöopathische Mittel, die bei Asthmabeschwerden ergänzend eingesetzt werden können, je nachdem, welche Symptome im Vordergrund stehen. Zum Beispiel kann Lobelia inflata bei krampfartigem Husten mit Engegefühl und Schmerzen in der Brust helfen, Kalium jodatum bei Husten mit weißlichem Auswurf vor allem nachts oder bei feuchtem Wetter, oder Digitalis (homöopathisch dosiert) bei nächtlichen Anfällen von Atemnot mit blauen Lippen und trockenem Husten. Auch Grindelia hat sich gelegentlich bei allergischen Beschwerden bewährt.

Homöopathische Medikamente können die Häufigkeit und Schwere der Asthmaanfälle reduzieren, die Lebensqualität verbessern und die Abhängigkeit von schulmedizinischen Medikamenten verringern. Sie haben in der Regel keine Nebenwirkungen oder Wechselwirkungen mit anderen Medikamenten. Allerdings sollten sie nicht ohne ärztliche Rücksprache eingenommen werden, vor allem nicht bei schwerem oder akutem Asthma. In diesem Fall sollte immer eine wirksame Basistherapie erfolgen, ein Notfallmedikament zur Verfügung stehen und im Zweifelsfall ein Arzt aufgesucht werden.

Ich hatte lange Jahre zu Beginn meiner Tätigkeit das Glück, mit einem erfahrenen ärztlichen Homöopathen aus Blaubeuren, zusammenarbeiten zu dürfen, der mich in meiner Arbeit mit Asthma-Patienten unterstützt hat und von dem ich vieles lernen durfte, was den Umgang mit chronisch kranken Patienten angeht. Er hat mich ab und zu angerufen und meinte: »Hochgeschätzter Herr Kollege, ich würde Ihnen gerne meine Patientin, Frau G. schicken. Sie hat ein fürchterliches Asthma. Ich habe sie mehrfach ausführlich befragt und untersucht und habe sie auf eine homöopathische Konstitutionstherapie eingestellt. Ich habe ihr auch gesagt, dass das Ganze nichts bringen wird, wenn ihr Asthma nicht von einem Lungenspezialisten richtig bekämpft wird. Dazu braucht es moderne inhalative Cortison-Medikamente, die es heutzutage Gott sei Dank gibt und die gemeinsam mit der homöopathischen Therapie auf Dauer gut wirken werden. Sie weiß Bescheid, braucht nur noch bei Ihnen einen Termin und dann werden wir das gemeinsam hinbekommen oder wie sehen Sie das?«

»Selbstverständlich, Herr Kollege, so sollten wir das machen und ich würde mir wünschen, dass jede Patientin so gut vor-

bereitet in unsere Sprechstunde käme wie die Patienten aus Ihrer Praxis.«
Leider ist der Kollege vor einiger Zeit verstorben, viele der von uns gemeinsam betreuten Patienten haben aber von unserer gemeinsamen Therapie definitiv profitiert. Das ist das, was ich meine, wenn ich davon spreche, dass es Sinn macht, das Beste aus beiden Welten, der schulmedizinischen und der komplementärmedizinischen zusammen zu bringen. Wir haben unseren Patienten vermittelt, dass wir die besonderen Fähigkeiten des jeweils anderen achten und schätzen.

Speläo- oder Höhlentherapie

Skeptisch zu sehen ist dagegen die Speläotherapie. Es gibt in Deutschland einige Höhlen, meist stillgelegte Bergwerke, in denen Patienten mit Atemwegsallergien oder Asthma besonders saubere und allergenfreie Luft atmen können, um davon dauerhaft zu profitieren. Leider muss man unterstellen, dass das nicht funktioniert.

Ich sage meinen Patienten in der Schulung gerne, dass ich deswegen nichts davon halte, weil ein Ulmer, der in den nächstgelegenen Asthmastollen in der Nähe von Aalen fährt, zunächst einmal eine halbe oder Dreiviertelstunde auf der Autobahn unterwegs ist und dabei den ganzen Dreck einatmet, den ein paar Laster vor ihm in die Luft blasen. Dann geht es für ein paar Stunden in den Stollen bei hervorragend klimatisierter, angenehm feuchter und warmer Luft, die kaum Schadstoffe enthält, was ich gerne glaube.
Anschließend setzt man sich wieder ins Auto und fährt zurück nach Ulm. Würde man dann einen dicken Strich unter den ganzen Vorgang machen, dann würde man feststellen, dass die zusätzliche Dreckaufnahme auf den Autobahnen und das

drei- oder vierstündige Einatmen sauberer Luft keinen sinnvollen positiven Effekt erzielen. Möglicherweise überwiegt sogar der Dreck, wenn man in einen Stau gerät.

Wenn überhaupt, sind solche Therapien nur sinnvoll, wenn man längere Zeit in einer entsprechenden Umgebung verbringt. Ich rate dann gerne scherzhaft dazu, sich als Höhlenwärter anstellen zu lassen, ein halbes Jahr am Stück unter der Erde zu verbringen, sich ab und zu eine Pizza bringen zu lassen und im Feldbett zu nächtigen, sodass man wirklich Tag und Nacht in der reinen, optimalen Umgebungsluft verbringen kann. Dann würde man sicher einen heilenden Langzeiteffekt feststellen können. In der herkömmlichen Weise allerdings kann man sich davon nichts erwarten, sofern man nicht in unmittelbarer Nähe einer solchen Höhle lebt.

Ionisierer oder Raumluftreiniger

Ähnliches gilt auch für Raumluftreiniger. Immer wieder erlebe ich, dass Raucher im Hinblick auf mitleidende Ehepartner oder Kinder meinen, sie könnten das Übel dadurch relativieren, die Raumluft zu reinigen. Dies funktioniert allerdings nie in ausreichendem Umfang. Der beste ›Luftreiniger‹ ist noch immer, die Luft erst gar nicht zu verschmutzen und kräftig durchzulüften.

Problematisch wird es, wenn mit sogenannten Ionisierern oder Ionisatoren gearbeitet wird. Man kann sich das Prinzip eines Ionisierers so vorstellen, dass die Luft mit den darin befindlichen Partikeln zunächst über eine Elektrode negativ aufgeladen wird und dann auf eine positiv geladene Anode trifft. Dabei werden dann alle vorab negativ aufgeladenen Partikel von der entgegengesetzt geladenen Elektrode angelockt und festgesetzt. Dafür ist eine hohe Spannung notwendig, um bei schnellem Luftfluss ausreichend effektiv agieren zu können. Das aber bedeutet, dass nicht nur Partikel wie Allergene aus der Luft herausgeholt werden, sondern aus zwei Sauerstoffmolekülen auch Ozon produziert wird. Das ist nicht, was sich die meisten von einem solchen Gerät erhoffen. Das Herausholen allergisierender Stoffe aus der Luft hat mit zusätzlichem Ozon in meinen Augen einen hohen Preis.

Im Hinblick auf Milben, Pollen oder andere größere Schadstoffpartikel kann ein Raumluftreinigungsgerät mit weiter entwickelten sogenannten HEPA-Filtern durchaus nützen. Dabei ist zu beachten:

- Luftreiniger können eine zusätzliche Maßnahme sein, um das Wohlbefinden von Menschen mit Asthma zu verbessern, aber sie sollten niemals eine professionelle medizinische Behandlung ersetzen.
- Nicht alle Luftreiniger sind gleich effektiv. Einige sind besser in der Lage, kleinere Partikel aus der Luft zu entfernen, während andere besser mit größeren Partikeln umgehen können. Außerdem sind einige Modelle besser für kleinere Räume geeignet, während andere für größere Räume entwickelt wurden.
- Luftreiniger können viele, aber nicht alle Luftschadstoffe entfernen. Einige Stoffe, wie bestimmte Gase, können nicht effektiv beseitig werden. Außerdem kann ein Luftreiniger nur die Partikel eliminieren, die sich in der Luft befinden. Schadstoffe, die sich auf Oberflächen absetzen, verbleiben dort.
- Um effektiv zu bleiben, müssen Luftreiniger regelmäßig gewartet werden, einschließlich des Austauschs der Filter.

Unvergesslich bleiben wird mir eine junge Patientin, die an einer diffusen Pollenallergie litt, unter anderem waren auch sogenannte Korbblütler, zu denen viele Kräuter gehören, beteiligt. Als sie während des Pollenflugs wieder verstärkt Beschwerden entwickelte, folgte sie dem Ratschlag von Angehörigen, statt dem ›üblen‹ Cortison-Spray lieber pflanzliche Mittel zu inhalieren, in diesem Fall Kamille. Dummerweise gehört die Kamille zu den Korbblütlern. Die asthmatisch veränderten, aufgequollenen Schleimhäute wurden zusätzlich mit heißem Dampf und Kamille traktiert, was dazu führte, dass es zu einer heftigen allergischen Reaktion kam, die der Patientin beinahe das Leben gekostet hätte.

Die Botschaft ist eindeutig: Pflanzliche Medikamente sollten von allergischen Asthmatikern grundsätzlich nicht inhaliert werden und auch ansonsten im Medikamentenschrank bleiben. Gleiches gilt für Öle, beispielsweise das berühmte japanische Heilpflanzenöl. Öle können in den Lungenbläschen heftige Reaktionen auslösen und dürfen nicht inhaliert werden. Bitte fragen Sie Ihren Arzt, mit welchen Medikamenten Sie problemlos inhalieren dürfen

Relaxation, autogenes Training & Co.

Ärgerlich ist, dass eindeutig sinnvolle Therapieformen wie die progressive Muskelentspannung (Relaxation) nach Jacobson, autogenes Training, Biofeedback-Training oder transzendentale Meditation (TM) in den Katalog der wenig sinnvollen Maßnahmen aufgenommen wurden. Hier hat sich das Gremium offensichtlich nicht damit beschäftigt, welchen enormen Einfluss die richtige Atmung auf das Krankheitsgeschehen bei allergischem Asthma hat und dass hier ohne Zweifel positive Wirkungen gesehen werden können. Vielleicht lässt sich das in einer der nächsten Auflagen der Leitlinien ändern. Auf den sinnvollen Einsatz der Atemtherapie gehe ich noch gesondert ein.

Nicht die Psyche macht Asthma, sondern Asthma verändert die Psyche

Immer wieder höre ich vor allem von Angehörigen: ›Das ist doch alles nur die Psyche, wenn Menschen unter Asthma leiden!‹ Dabei lässt sich gerade am Beispiel des allergischen Asthmas zeigen, wie definierte Auslöser (beispielsweise Gräserpollen) zu einer definierten Reaktion an der Schleimhaut und damit zum Asthmaanfall führen. Das Prinzip Ursache-Wirkung ist mit ›harten‹, physischen Fakten nachweisbar. Auf der anderen Seite besteht der Mensch natürlich aus Körper, Geist und Seele, was bedeutet, dass auch Ängste oder Befürchtungen die Auslösung von Beschwerden enorm begünstigen können.

Klassisch bewiesen wurde der Zusammenhang zwischen subjektivem Erleben und objektivierbaren Beschwerden mit einem Film-Experiment. Patienten mit Heuschnupfen wurden mitten im Winter in einem Film mit blühenden Sommerwiesen konfrontiert. Prompt reagierte ein Teil der Anwesenden mit typischen Allergiebeschwerden an Augen, Nase und Bronchien. Sie verhielten sich so, als hätten sie gerade Pollen eingeatmet.

Doch was beweist das?

Es beweist, dass es zwischen erlebten Beschwerden und erlebten Auslösern eine Wechselbeziehung gibt, die auch funktioniert, wenn es sich hierbei nicht um echte Pollen, sondern um eine visuelle Situation handelt, die die Anwesenheit von Pollen signalisiert. Richtig ist, dass Situationen, die uns Angst machen oder Hilflosigkeit signalisieren, Beschwerden enorm verschlimmern können. Beispiele dafür erleben wir tagtäglich in der Praxis.

Vor einiger Zeit war eine junge Frau mit bekanntem allergischem Asthma bei mir, die das plastisch schilderte. Als sie am Vortag joggte, bemerkte sie nach einigen Kilometern, dass sie leichte Atembeschwerden entwickelte. Sie griff wie immer in ihre Trainingshose, um ihr Bedarfsspray herauszuholen – diesmal allerdings umsonst. Das Spray war unterwegs aus der Tasche gefallen. Anstatt ruhig zu überlegen und gemächlich zum Auto zurückzulaufen, geriet sie in Panik und fing an, typische Symptome einer Hyperventilation zu entwickeln, also immer schneller und unruhiger zu atmen. Bei einer bestehenden bronchialen Überempfindlichkeit wird Atemnot durch das Auskühlen der Schleimhaut weiter verschärft, und so bekam sie einen Asthmaanfall, der so massiv war, dass sie notärztliche Hilfe in Anspruch nehmen musste.

Handelt es sich hierbei um hysterisches Asthma? War die Psyche daran schuld, dass sie einen Asthmaanfall bekommen hat? Ja und nein.

Bei einer gesunden, normal empfindlichen Schleimhaut wäre vermutlich nichts passiert. Die bestehende Überempfindlichkeit der Schleimhaut zusammen mit der Hyperventilation, die vermehrt kalte Luft in die tiefen Atemwege brachte, und der zunehmenden Angst, der Situation ausgeliefert zu sein, hat das Problem drastisch verschlimmert. Die richtige Antwort darauf ist nicht, die Patientin zum Psychiater zu schicken. Die richtige Antwort ist zum einen, die Behandlung, vor allem, was die entzündungshemmende Komponente anbetrifft, zu verbessern und die Schleimhäute stabiler zu machen. Zum anderen muss an die Disziplin der Patientin appelliert werden, immer ein Bedarfsspray dabei zu haben, vor allem bei erwartbaren Belastungen wie beim Sport.

Wenn dann der Einwand kommt: ›Ja, dann bin ich ja abhängig von einem Spray!‹, dann ist meine Antwort: ›Nein, andersherum ist es richtig: Das Spray gibt Ihnen die Möglichkeit, unabhängig von Ihrer Atemwegserkrankung zu sein. Nicht mehr die Erkrankung hat Sie im Griff, sondern Sie können steuern, was passiert, indem Sie bei Bedarf einen Hub Ihres Bedarfssprays nehmen.‹

Von der Macht der Worte und Bilder

Gemeinsam mit meiner Frau habe ich vor kurzem an einem Seminar zum Thema ›Psyche und Asthma‹ teilgenommen. Wir sprachen dort über Zusammenhänge, wie sie sich bei der joggenden Asthmatikerin gezeigt haben, und erörterten die Probleme, aber auch Möglichkeiten, die sich daraus ergeben. Ein Co-Referent, ein Polizei-Psychologe, machte uns darauf aufmerksam, dass die Emotionalität von Begriffen und Wörtern beachtet werden sollte.

Beispielsweise verwenden wir immer den Ausdruck ›Notfallspray‹ für Sprays, die schnell bronchienerweiternde Substanzen enthalten und deshalb in einer Situation von akuten Atemnotbeschwerden eingesetzt werden können und sollen. Allerdings signalisiert der Begriff, dass ein Notfall vorliegt, also etwas, das mich gefährdet und dadurch Angst und Sorgen auslösen kann.

Wäre es da nicht besser, eine andere Begrifflichkeit zu wählen, beispielsweise einen neutralen Begriff wie ›Bedarfsspray‹ oder einen positiven Begriff wie ›Befreiungsspray‹ oder ›Engelsspray‹, jedenfalls etwas, das mit positiven Gedanken und Emotionen besetzt ist?

Denkbar wäre auch, sich die Hülle für das Spray selbst zu gestalten und es zum dauerhaften Talisman zu machen. So einen Schutzengel hat man dabei, damit man sich immer und in jeder Situation selbst und optimal helfen kann und nicht auf andere angewiesen ist.
Ohne großen Aufwand eröffnet sich hier ein oft brachliegender Spielraum in der Behandlung. Ich versuche seither, solche Elemente in meiner Sprechstunde zu nutzen und auch bei schwierigen, angstbesetzten Themen wie einer inhalativen Cortisontherapie, Antibiotika und Ähnlichem ein positives Gefühl im Patienten aufzubauen und zu nutzen.
Bevor Patienten Angst bekommen, vor etwas Schlimmem zu stehen, vielleicht ihren Körper massiv zu schädigen, wird sich ihr gesamtes Ich anders verhalten und entwickeln. Sie können realistischer mit der Situation umgehen und sich beispielsweise sagen: ›Gut, ich nutze dieses Medikament, das mir zeitlich befristet über die nächsten Tage hinweghilft und dafür sorgt, dass ich seelisch und körperlich wieder belastbarer werde. Ich verschaffe meinem Körper den Spielraum, den ich brauche, um mich wieder zu erholen.‹

Ich bin überzeugt, dass positive Psychologie auch in der Medizin enorme Kräfte freisetzen und uns gemeinsam mit fachmännisch geplanten Therapien viele Optionen in der Behandlung eröffnen kann, über die wir ansonsten nicht verfügen könnten

7. COPD

7.1 Wenn die Lunge schlapp macht

Die COPD (chronic obstructive pulmonary disease = chronisch atemwegsverengende Lungenerkrankung) ist in den letzten Jahrzehnten zu einer weltweiten Volkskrankheit geworden. Überraschenderweise ist der Begriff in Deutschland noch immer wenig bekannt. Während sich fast jeder etwas unter Asthma vorstellen kann, löst der Begriff COPD meist Achselzucken aus. Dabei ist die Zahl der Betroffenen deutlich größer als die Zahl derer, die unter Asthma leiden. Bei uns trifft es bereits jeden zwanzigsten Einwohner. In der Liste der Erkrankungen mit Todesfolge weltweit steht die COPD aktuell an der dritten Stelle nach der koronaren Herzerkrankung und dem Schlaganfall.

Chronisch obstruktive Lungenerkrankung (COPD)[15]

ICD-10-Codes	J44
Diagnoseprävalenz 2019	4,48%
Trend 2010 bis 2019	Zunahme um 8%
Betroffene in Deutschland 2019	3.723.000
Anteil Frauen	49%
betroffene Altersgruppen	vorrangig Ältere
Sterblichkeit bei Betroffenen	erhöht (SMR: 1,72)

Die Abkürzung steht nicht nur für ein einzelnes Krankheitsbild, sondern ist vielmehr als Sammelbegriff zu verstehen, hinter dem sich in erster Linie chronische Bronchitis mit Einengung der Atemwege und Lungenemphyseme verbergen. Hauptursache für die ›große Unbekannte‹, die ich Ihnen in diesem Kapitel vorstellen möchte, ist die Auseinandersetzung der Lunge mit Luftschadstoffen. Die wichtigste Quelle dafür ist wiederum das inhalative Rauchen, weshalb der Volksmund COPD gerne ›Raucherlunge‹ und den damit verbundenen Husten samt Auswurf ›Raucherhusten‹ nennt.

Das Rauchen war bereits mehrfach Thema, weshalb ich hier nur auf die vorherigen Stellen im Buch verweise. Gerade die besonders empfindlichen kleinsten Atemwege sind am meisten betroffen, und vor allem dort, wo zwei Bronchien sich aufteilen und dadurch Luftwirbel entstehen, lagern sich extrem viel Schadstoffe ab. Das führt zu einer chronischen Entzündung der Bronchien, die sich verengen, vernarben und den Luftstrom schlechter und chaotischer nach unten kommen lassen. Weil das Reinigungssystem als Folge des Rauchens streikt, kann der Körper nur durch Husten und Verschleimung versuchen, Schadstoffpartikel nach oben zu bringen.
Nicht jeder Raucher erkrankt automatisch an COPD, nur etwa 30 bis 50 Prozent von ihnen bekommen Probleme. Falls Sie selbst Raucher sind und nun erleichtert aufatmen sollten: Niemand kann sich sicher sein, ob er zu dieser Gruppe gehört oder nicht. Vielleicht gehören Sie bereits dazu und wissen es nur noch nicht. Nach etwa zwanzig Pack-Years (ein Jahr lang jeden Tag zwanzig Zigaretten = ein Pack- Year) ist die weibliche Lunge in der Regel so

geschädigt, dass Medikamente eingesetzt werden müssen. Eine Studie, veröffentlicht im American Journal of Respiratory and Critical Care Medicine, hat dies gezeigt. Die männliche Lunge hält im Schnitt zehn Pack-Years länger, was kein großer Trost sein kann.

Wird COPD vererbt?

Nein, COPD wird nicht vererbt, jedenfalls nicht wie etwa die Augenfarbe. Was im Einzelfall unterschiedlich weitergegeben wird, ist beispielsweise die Qualität der ›Müllabfuhr‹ unserer Lunge, also eine gewisse Anfälligkeit. Eindeutig lässt sich das nicht vorhersagen. Es gibt Menschen, die können rauchen und bekommen keine COPD, und es gibt Menschen, die bekommen, wenn sie rauchen, über kurz oder lang eine COPD. Außerdem gibt es Menschen, die bekommen ohne zu rauchen eine COPD.

Ein spezieller Fall ist das Fehlen eines bestimmten Proteins, des Alpha-1-Antitryptins (AAT). Der AAT-Mangel ist eine seltene Erkrankung. In Deutschland sind schätzungsweise zwischen 8.000 und 10.000 Menschen betroffen. Aktuell wird jedoch nur bei etwa 25 Prozent der Betroffenen die Krankheit korrekt diagnostiziert. Es gibt also viele Patienten, bei denen die Erkrankung nicht oder erst spät erkannt wird. Das betroffene Protein wird dafür benötigt, zu verhindern, dass die empfindlichen Lungenbläschen durch Abwehrprozesse und Eiterbildung angegriffen und zerstört werden. Es gibt verschiedene Ausprägungsformen des AAT-Defizits, all diesen Formen ist gemeinsam, dass inhalatives Rauchen schlechter toleriert wird, als dies sonst der Fall ist. Folge kann dann das

beschleunigte Entstehen einer COPD beziehungsweise eines Lungenemphysems sein.
Vererbt wird hier nicht eine ›schlechte Lunge‹, sondern eine ›schlechte Müllabfuhr‹, mit der man als Patient keine andere Wahl hat, als besonders sorgsam damit umzugehen. Andererseits ist der Lungenspezialist gehalten, immer dann nach dieser Erkrankung zu fahnden, wenn er Lungenschäden bei Patienten sieht, die nicht rauchen oder Luftschadstoffen ausgesetzt sind und trotzdem erkranken.

Die Lunge altert vor - in Riesenschritten

Rauchen kann dazu führen, dass die Lunge gleichsam ›voraltert‹. Einem dauernden Ansturm von Schadstoffen aller Schattierungen ausgesetzt zu sein ist wie chronischer Stress für alle Zellen in der Lunge. Und dieser Stress führt dazu, dass chronische Entzündungen entstehen, Wunden vernarben, Schleimhäute rissig und starr werden. Kurzum, sowohl die Bronchien als auch das Lungengewebe altern vorzeitig unter dem Dauerbeschuss.
Das hat zur Folge, dass Luft schwieriger durch die verengten Bronchien hindurchkommt und Schleim und ›Abfälle‹ nicht mehr einfach nach oben transportiert und aus dem Körper herausgeschafft werden können. Die kleinen Atemwege gehen nun in besonderer Weise kaputt. Zwar ist es der Lunge noch immer möglich, unter Aufbietung aller Kräfte Luft einzusaugen, das Ausatmen aber wird immer schwieriger. In den Lungenbläschen steigt der Druck, dauernder Husten erhöht die Belastung ebenso wie die Verschleimung. Immer mehr Lungenbläschen werden zerstört und stehen für den Gasaustausch nicht mehr zur Verfügung. Misst man die

Lungenfunktion, sieht man, dass die Lungenleistung viel schneller abnimmt, als dies vom Alterungsprozess zu erwarten wäre.

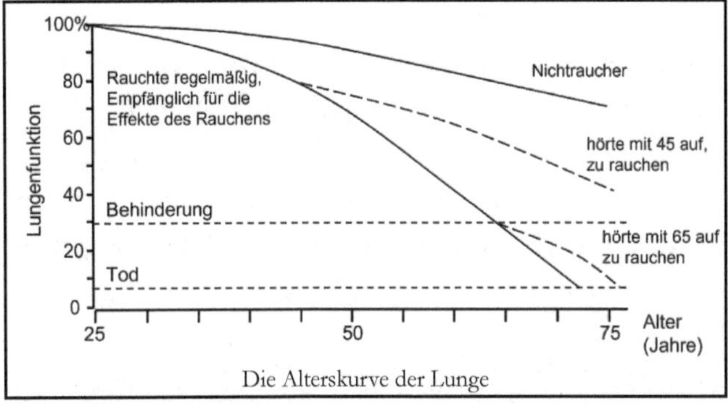

Die Alterskurve der Lunge

Die Abbildung zeigt, dass eine normale Lunge eines Nichtrauchers mit zunehmendem Lebensalter an Leistungsfähigkeit verliert. Die Lunge eines Rauchers zeigt einen schnelleren Verfall, sie altert vor. So kommt es, dass viele Raucher über eine Lungenleistung verfügen, die erst Jahrzehnte später für sie zu erwarten gewesen wäre.

In der pneumologischen Sprechstunde mache ich mir das zunutze und berechne Rauchern gerne ihr ›Lungenalter‹. Wenn ich dann zu einem gut aussehenden fünfzigjährigen Patienten sagen muss: »In Ihrem sportlichen Körper steckt leider eine 75 Jahre alte Luftfilteranlage, die Ihren Körper mit Energie versorgen soll«, ernte ich oft erst ungläubige Blicke und dann ein ahnungsvolles Erschrecken. »Wollen Sie mir damit sagen, dass ich die Lunge eines Fünfundsiebzigjährigen habe?«

»Ja, genau das muss ich leider sagen, und wir sollten jetzt alles daransetzen, dass die Schere zwischen Ihrem biologischen Alter und Ihrem Lungenalter nicht weiter aufgeht. Vielleicht können wir sie sogar wieder etwas schließen.«

Dazu muss man sagen, dass dies in den allermeisten Fällen nur schwer gelingt. Allenfalls in bescheidenem Umfang lässt sich der Lauf der Dinge zurückdrehen. Wenn dieser Patient sich verabschiedet, nachdem wir einen Behandlungsplan erstellt haben, und sich in der Tür noch einmal umdreht und fragt: »Wie alt, sagten Sie, ist meine Lunge?«, dann weiß ich, dass es zumindest gelungen ist, ein Nachdenken einzuleiten. Vielleicht wurde sogar der berühmte Schalter im Kopf umgelegt, mit dem der Patient es schaffen könnte, vom Rauchen loszukommen.

Übrigens ist es für mich ein schönes Erlebnis, wenn ich Patienten berichten darf, dass sich die Schere nicht mehr weiter öffnet, sogar ein Stück weit geschlossen hat. Manchmal passiert es, dass Patienten mich freudestrahlend umarmen, wenn ich ihnen sagen kann: »Ja, Sie haben Ihre Medikamente genommen, Sie haben das Rauchen aufgehört, Ihre Lunge war beim letzten Mal zwanzig Jahre älter als Sie und inzwischen sind es nur fünfzehn Jahre.« Wer kann schon seinen Patienten fünf Jahre jünger machen, auch wenn es ›nur‹ die Lunge ist?

Ein Flugticket zurück zum Normwert kann Ihnen und Ihrer Lunge bei fortgeschrittener COPD kein seriöser Arzt versprechen, so schön dieses Reiseziel wäre.

7.2 Behandlung von COPD

COPD – ONE WAY TICKET

Entwickelt sich eine zunehmende COPD über Jahre und Jahrzehnte, dann hinterlässt sie ein Bild der Zerstörung: Immer stärker verengt sich der Durchmesser der Bronchien und immer häufiger gehen Lungenbläschen kaputt, reißen ein und bilden ausgeleierte, formlose Säcke, in denen der Gastransport nicht mehr funktioniert. Das Teuflische daran ist, dass dieser Vorgang nur langsam vor sich geht und deshalb über lange Zeit verdrängt werden kann. Und so schwelt die Erkrankung vor sich hin, bis sie dann oft im Rahmen eines schweren Atemwegsinfektes oder einer Lungenentzündung zuschlägt.

Als Faustregel gilt, dass Patienten mit einer COPD erst dann zum Arzt gehen, wenn mehr als die Hälfte der Lunge vernarbt und geschädigt ist. Selbst wenn es dann gelingt, den Patienten zu überzeugen, das Rauchen einzustellen und Medikamente zu nehmen, ist es meist nicht mehr möglich, die Erkrankung auszuheilen und die Lunge zur alten Leistungsfähigkeit zurückzuführen. Die Lunge vergisst keine Zigarette.

Es ist daher wichtig, dass man, wenn man raucht, wenigstens regelmäßig die Lunge kontrollieren lässt. Am liebsten würde ich jedem eine Rose schenken, der seinen Partner zum Lungenarzt bringt, obwohl er oder sie es nicht für notwendig hält. Typischerweise sitzen dann beide vor mir, und wenn ich frage, was mir die Ehre verschafft, kommt zurück: »Das weiß ich selber nicht genau, eigentlich habe ich keine Probleme, aber meine Frau / mein Mann war der Meinung, ich sollte mal die Lunge untersuchen lassen.« Frage ich nach, wird schnell klar, dass bereits Probleme bestehen: Er kann nicht mehr bergauf laufen, sie muss an jedem Treppenabsatz stehen bleiben und verschnaufen (wenn der Aufzug wieder kaputt ist).

Das ist typisch: Anzeichen gibt es eigentlich viele, aber man nimmt das Ganze nicht ernst. Zunehmende Atemnot unter Belastung wird oft auf steigendes Körpergewicht und/oder zunehmendes Alter geschoben, der Gang zum Arzt wird gemieden, weil man tief im Inneren ahnt, dann das Rauchen verboten zu bekommen.

Wenn der Verdacht auf COPD besteht, ist es wichtig, dass Sie mit Ihrem Hausarzt darüber sprechen und eine Abklärung durch einen Pneumologen in die Wege geleitet wird. Wahrscheinlich steht schon Ihrem Hausarzt ein Gerät für einen Lungenfunktionstest zur Verfügung, mit der man den Verdacht zumindest weiter festigen oder entkräften kann. Auf alle Fälle ist der Pneumologe in der Lage, eine Diagnose zu stellen und den Schweregrad abzuklären, wovon die Therapie abhängt. Nur wenn eine COPD rechtzeitig erkannt wird, kann man langfristig erfolgreich eingreifen. Dann sind mit einem Rückflugticket ein paar Etappen drin, und jede verschafft mehr Luft.

Cortison, Adrenalin, Belladonna – was hilft?

Was den Einsatz von Medikamenten betrifft, gelten bei COPD ähnliche Grundsätze, wie wir sie beim Asthma kennengelernt haben. Bei allen Erkrankungen der Atemwege sollte versucht werden, Medikamente nicht in Form von Tabletten einzusetzen, sondern als inhalierbare Substanzen, um sie ohne Umwege und ohne Verzögerung direkt dorthin zu bringen, wo sie wirken sollen. Der noch wichtigere Vorteil ist, dass nur ein Bruchteil der Wirkstoffmenge notwendig ist, die ansonsten benötigt würde, um den erwünschten Effekt zu erzielen.

Mit welchen Stoffen wird das bei COPD versucht? Außer den entzündungshemmenden Medikamenten in Form von inhalierbarem Cortison (das bei COPD eine eher untergeordnete Rolle einnimmt) spielen bei COPD wie bei Asthma vor allem bronchienerweiternde Medikamente eine Rolle. Diese Medikamente stammen alle von einer

Ur-Substanz ab: dem Adrenalin.
Das ist ein Wirkstoff, der in unserem Körper produziert und freigesetzt wird, wenn wir uns aufregen oder Gefahr droht. Es hat die Aufgabe, uns von einer Sekunde auf die andere in einen aufmerksamen Wachzustand zu versetzen, beispielsweise weil uns früher zu Neandertaler-Zeiten ein Bär oder Wolf gegenüberstand oder heute plötzlich jemand mit einem Messer auf uns zukommt. Was passiert dann? Das Schreckhormon erhöht schlagartig Herzfrequenz und Blutdruck, dadurch werden Körper und Muskulatur stärker durchblutet, man kann im Zweifelsfall schneller laufen oder zurückschlagen. Die Pupillen werden verengt, damit unser räumliches Sehen besser wird und wir die Entfernung zum Gegner besser einschätzen können. Im Handumdrehen sind wir dank des Adrenalins bereit für Kampf oder Flucht.
Eine weitere Wirkung, die wir uns medikamentös an der Lunge zunutze machen können, passt in dieses Bild. Wenn es darauf ankommt, gegebenenfalls so schnell wie möglich die Beine in die Hand zu nehmen, ist es logisch, dass unsere Bronchien maximal erweitert werden und die Atmung vertieft wird, um die Sauerstoffversorgung so gut wie möglich zu gewährleisten. Und so verwundert es nicht, dass Adrenalin das stärkste bronchienerweiternde Medikament ist, über das wir verfügen.

Allerdings ist es in Deutschland für diese Indikation als Spray heute nicht mehr auf dem Markt, in anderen Ländern der Welt, beispielsweise in den USA, ist es nach wie vor verfügbar.
Warum wurde es bei uns nicht mehr zugelassen? So komisch es klingt: Es war zu wirksam! Es gab in den sechziger

Jahren eine Vielzahl von Todesfällen in Zusammenhang mit dem Einsatz dieses Medikaments zu beklagen. Es geschah immer dann, wenn Menschen bei akuten Atembeschwerden Adrenalin in großen Mengen inhaliert haben und dadurch das Herz-Kreislauf-System überlastet wurde. Heute wissen wir, dass wir mit viel kleineren Mengen Adrenalin genauso viel erreichen können. Das Gleiche gilt für Abkömmlingen des Adrenalins, bei denen man Wert darauf gelegt hat, die bronchienerweiternde Wirkung zu erhalten und gleichzeitig die anderen Wirkungen ›wegzuzüchten‹, besonders die Erhöhung von Herzfrequenz und Blutdruck.
Noch immer wird intensiv an der Pharmakologie des Adrenalins geforscht und gearbeitet, und die Früchte dieser Arbeit werden in Form weiter verbesserter Medikamente sichtbar. Wir verfügen inzwischen über eine ganze Reihe von bronchienerweiternden Substanzen mit unterschiedlichem Profil. Ein Teil wirkt schnell und intensiv, andere wirken über einen längeren Zeitraum von sechs bis acht Stunden. Die neusten Medikamente sind 24 Stunden wirksam und müssen daher nur einmal täglich genommen werden. Unabhängig von der Wirkdauer ist allen nach wie vor gemein, dass sie die Bronchien erweitern und den Luftfluss maximal fördern. Moderne inhalative Varianten kann man daher heute mit großer Sicherheit und geringen Problemen bei anhaltend guter Wirksamkeit einsetzen.

Allerdings gibt es bei COPD-Patienten, die rauchen, ein spezielles Problem zu beachten. Ich erkläre das meinen Patienten so: Durch bronchienerweiternde Medikamente machen wir den Weg frei für frische Luft und Sauerstoff.

Wird anschließend statt frischer, sauberer Luft feinstaubhaltiger Qualm mit all den Schadstoffen, die bei der Verbrennung von Tabak entstehen, durch den erweiterten Kanal geblasen, dann könnte durch die vorherige Einnahme von Medikamenten der Schaden erhöht werden. War es bis dahin so, dass die verengten Bronchien der schadstoffgeschwängerten Luft den Weg in die Tiefe erschwert haben, fällt dieser letzte Schutzmechanismus durch die medikamentöse Therapie nun aus. Hinzu kommt, dass die Wirkung inhalativer Cortison-Sprays durch das Rauchen nachhaltig sabotiert wird. Sie wissen längst, worauf ich hinaus möchte: Es ist wenig sinnvoll, Medikamente zu nehmen und weiter zu rauchen.

Um das Thema abzurunden, fehlt uns noch eine Gruppe von bronchienerweiternden Medikamenten: die sogenannten Vagolytika. Dabei handelt es sich um Medikamente, die ebenfalls bronchienerweiternd wirken, vorzugsweise bei der COPD eingesetzt werden und aus einem pflanzlichen Wirkstoff gewonnen werden. Belladonna war bereits im Mittelalter ein gebräuchliches Medikament und Kosmetikum, seinen Namen erhielt es, weil sich bei Einnahme des Medikamentes die Pupillen erweitern – was wohl gemeinhin dazu führt, dass ein menschliches Gesicht als besonders schön und harmonisch wahrgenommen wird. Gewonnen wurde es aus Atropa belladonna, der Tollkirsche.

Doch nicht nur die Augen reagieren bei diesem Medikament, sondern auch die Bronchien, und zwar mit einer Erweiterung, weshalb wir es gerne gemeinsam mit den adrenalinartigen Substanzen einsetzen. Wie Cortison und Adrenalin hat auch diese Substanz bei sachgerechtem

Einsatz kaum Nebenwirkungen und wurde in den letzten Jahren ebenfalls weiterentwickelt und verbessert. Das einzige Problem ist, dass es bei fortgeschrittenen Prostataerkrankungen zu einer Verschlechterung der Situation kommen kann, die Therapie dann mit dem Urologen abgestimmt werden muss.

Sauerstoff- das Lebenselixier

Alle Lebensvorgänge benötigen Sauerstoff. Zellen, die zu wenig Sauerstoff bekommen, sterben in kürzester Zeit ab, am stärksten gilt dies für unsere Gehirnzellen, die einen Sauerstoffmangel nur kurz überleben können. Unter normalen Bedingungen stellt unsere Lunge immer genügend Sauerstoff für den Körper zur Verfügung, lediglich in Situationen, in denen der Sauerstoffgehalt extrem absinkt, kann es für eine gesunde Lunge Probleme geben. Zum Beispiel im Hochgebirge.

Mit zunehmender Höhe sinkt der Sauerstoffgehalt kontinuierlich ab, sogar so tief, dass unsere Lunge auf den höchsten Bergen dieser Erde nicht mehr genügend Sauerstoff bereitstellen kann. Bergsteiger müssen hier oben häufig zusätzlich Sauerstoffflaschen nutzen, es sei denn, sie haben sich durch aufwendiges Extremhöhentraining daran gewöhnt, mit wenig Sauerstoff auszukommen.

Für COPD-Patienten fühlt sich die normale Luft zunehmend an wie Höhenluft für Bergsteiger, weil Erkrankungen der Bronchien wie des Lungengewebes dazu führen können, dass der Körper zu wenig Sauerstoff erhält. Meist lässt sich eine solche Situation dadurch beherrschen, dass die Lungenleistung beispielsweise durch Inhalationen von Schleimhaut abschwellenden Sprays verbessert wird,

dass eine Lungenentzündung erfolgreich antibiotisch behandelt wird oder der Sauerstoffgehalt der Atemluft vorübergehend oder dauerhaft angehoben wird. Bei Letzterem sprechen wir dann von einer Sauerstofftherapie beziehungsweise Sauerstoff-Langzeittherapie (LOT).
In aller Regel ist es nicht notwendig, reinen Sauerstoff über eine Maske zu geben, sodass die Atemluft zu 100 Prozent aus reinem Sauerstoff besteht. Reiner Sauerstoff ist nicht unproblematisch, da das Gewebe dadurch geschädigt werden kann. Beispielsweise ist bekannt, dass beim Einsatz sogenannter Sauerstoffzelte, in denen der ganze Körper einem erhöhten Sauerstoffgehalt ausgesetzt wird, die Augen reagieren und Hornhauttrübungen auftreten können.

Eine vorübergehende hoch dosierte Sauerstofftherapie ist erforderlich, wenn die Lungenleistung extrem verringert ist oder wenn es darum geht, toxische Gase wie Kohlenmonoxid aus ihrer engen Bindung an den roten Blutfarbstoff (Hämoglobin) zu verdrängen. Bei Asthma, COPD, Lungenfibrose oder ähnlichen eher chronischen Erkrankungen geben wir Sauerstoff nur in relativ geringem Umfang zur normalen Atemluft hinzu, in der Regel zwischen ein und vier Litern pro Minute bei einem Atemzugsvolumen von über zwanzig Litern pro Minute. Damit erhöht sich der Sauerstoffgehalt der Luft von 21 auf etwa 30 bis 40 Prozent. Das genügt in den meisten Fällen, um den Sauerstoffgehalt im arteriellen Blut ausreichend nach oben zu bringen und die Organe wieder gut mit Sauerstoff zu versorgen.
Geht es in einer Notfallsituation darum, schnell Sauerstoff einzusetzen, macht man dies mit Sauerstoffflaschen,

im Normalfall Stahlflaschen, in denen der Sauerstoff unter Druck aufbewahrt und dosiert freigesetzt werden kann. Für einen längeren Einsatz sind diese allerdings nicht geeignet, da man solche Flaschen immer wieder nach einigen Stunden ersetzen muss. Bei der Sauerstoff-Langzeittherapie kommen heutzutage daher andere Geräte zum Einsatz, zum einen Sauerstoffkonzentratoren und zum anderen Flüssigsauerstoffgeräte.
Vereinfacht dargestellt funktioniert ein Sauerstoffkonzentrator mit einer semipermeablen, also halbdurchlässigen Membran. Es wird normale Raumluft angesaugt, und über ein sogenanntes Molekularsieb werden alle anderen Gase wie Kohlendioxid oder Stickstoff herausgefiltert. Was übrig bleibt, ist hoch konzentrierter, fast reiner Sauerstoff. Dieser wird dann angereichert und steht dem Patienten zur Verfügung. Der Vorteil solcher Geräte ist, dass man nicht dauernd Sauerstoff nachfüllen muss, der Nachteil ist, dass die Geräte laufend ein Kompressorengeräusch produzieren, das häufig als störend erlebt wird.

Die andere Möglichkeit ist der Einsatz von Sauerstoff in flüssiger Form. Dies setzt sich heute zunehmend durch, weil der Umgang mit Sauerstoff damit einfacher und vor allen Dingen mobiler möglich ist. Flüssigsauerstoff wird in großen Behältnissen geliefert und in festen Zeitabständen jeweils durch ein Tankfahrzeug aufgefüllt. Eingesetzt wird dann in der Regel ein sogenannter Satellit, ein kleines Zusatzgerät, das am Hauptvorratsgefäß aufgefüllt werden kann und etwa die Größe einer Thermosflasche hat. Ein Satellit hält Sauerstoff für gut sechs Stunden bereit und lässt Patienten dann mobil agieren, zum Arzt gehen oder Einkäufe erledigen.

Bei Belastung sinken die Sauerstoffwerte einer kranken Lunge viel stärker als in Ruhephasen, also sollte das Defizit dann unbedingt durch zusätzlichen Sauerstoff ausgeglichen werden. Allerdings gehört etwas Überwindung dazu, mit einem umgehängten Sauerstofffläschchen und einer Sonde in der Nase herumzulaufen. Viele Patienten fühlen sich damit beobachtet und kritisch beäugt. Ich frage daher jeden, dem ich ein Sauerstoffflüssiggerät verordnen möchte, unumwunden, ob er bereit sei, mit Flasche und Nasensonde draußen herumzulaufen. Meistens bekomme ich eher zögerliche oder verneinende Antworten, mich freut aber, dass ein zunehmender Teil auch älterer Patienten kein Problem hat, selbstbewusst in der Öffentlichkeit damit umzugehen.

Eine andere Frage, die immer wieder zu Diskussionen in der Sprechstunde führt, ist, wie lange man den Sauerstoff denn nehmen müsse.
Viele Menschen sind der Meinung, es genüge eine Viertelstunde hier und ein halbes Stündchen dort und dann gehe es dem Körper gleich viel besser. Die Antwort darauf ist klipp und klar: Sauerstoff in ›Häppchen‹ ist sinnlos. Ich sage den Patienten immer gerne: »Schauen Sie, wenn Sie einen Fisch aus der Donau fangen und dann jeden Tag ein Viertelstündchen hier und ein halbes Stündchen dort ins Wasser halten, dann werden Sie sich nicht wundern, dass der Fisch das nicht lange mitmacht. Genauso geht es Ihrem Körper. Entweder Sie brauchen Sauerstoff oder Sie brauchen keinen. Wenn Sie Sauerstoff brauchen, dann brauchen Sie ihn rund um die Uhr. Mindestens aber über einen Zeitraum von zwölf bis sechzehn Stunden, damit Sie wirklich davon profitieren.«

Dies zeigt eine ganze Reihe großer Studien, in denen sorgfältig nach Effekten einer Sauerstofftherapie gesucht wurde. Relevante positive Effekte waren nur sichtbar, wenn Sauerstoff wenigstens zwölf bis sechzehn Stunden am Tag zugeführt wurde. Das ist nicht verwunderlich, da unser Körper keine Sauerstoffspeicher besitzt. Im Gegensatz zu Walen, die längere Zeit tief unter Wasser verbringen können, sind wir nicht in der Lage, Sauerstoff in unserem Körper zu speichern. Wird die Sauerstoffzufuhr unterbrochen, sind wir innerhalb weniger Minuten tot. Auch wenn wir ein Sauerstoffgerät nutzen und dabei gute Werte in der Versorgung des Körpers erreichen, ist dies alles sofort wieder weg, wenn wir das Gerät ein oder zwei Minuten ausschalten.

Um zu verdeutlichen, dass eine längerfristige Sauerstofftherapie für die Zellen von herausragender Bedeutung ist, andererseits Pausen beispielsweise nachts, oder wenn man tagsüber aktiv sein will, akzeptabel sind, möchte ich auf ein Detail eingehen.

Unsere Körperzellen können Verbrennungsprozesse in zwei Stufen durchführen. In Stufe eins kann Energie aus Kohlenhydraten gewonnen werden, ohne dass Sauerstoff notwendig ist. Man nennt das die anaerobe Verbrennung, das heißt, die Verbrennung findet ohne Sauerstoff statt. Es bleiben bei diesem Prozess allerdings halbfertig verbrannte Energiemoleküle zurück, die meist in Form von Fetten zwischengespeichert und bei ausreichend Sauerstoff dann endgültig verbrannt werden. Passiert das in der zweiten Stufe nach einiger Zeit in ausreichendem Umfang, ist die Portion Kohlenhydrat, Eiweiß oder Fett ausreichend verbrannt und es bleiben Wasser und Kohlendioxid zurück. Wird nur die erste Stufe der Verbrennung durchgeführt, sammeln sich Zwischenprodukte in Form von Fettbläschen innerhalb der Zelle wie in einem Zwischenlager an. Das Schlimme ist, dass die Zelle bei laufend unzureichender Sauerstoffzufuhr an der zunehmenden Zahl dieser Fettbläschen erstickt: sie verfettet. Wir müssen also darauf achten, dass immer wieder genügend Sauerstoff vorhanden ist, um die Zwischenlager leer zu räumen und damit zu verhindern, dass wir an zu vielen überfüllten Zwischenlagern ernsthaft Schaden nehmen.

Genau dieser Umstand macht den Reiz einer Langzeit-Sauerstofftherapie aus. Wir können den Körper über zeitlich befristete Problemphasen helfen, und wir können dafür sorgen, dass er in Ruhephasen dank des Sauerstoffs zwischengelagerte anaerobe Stoffwechselprodukte ausreichend abbaut. Das hält die Zellen optimal leistungsfähig.

Dazu ist es wie gesagt nötig, Sauerstoff wenigstens zwölf bis sechzehn Stunden täglich zu nehmen und sich dabei an die Sauerstoffmengen zu halten, die mit dem Arzt vereinbart wurden. Eigenhändige Kurzbehandlungen helfen so gut wie nichts. Dafür sind die Aussichten einer konsequent durchgeführten Langzeittherapie umso besser: Mit einem Sauerstoffgerät können viele auch hochgradig erkrankte Atemwegspatienten hervorragende Leistungen erbringen, Radfahren, Wandern, Bergsteigen, alles, was aufgrund ihrer Atemprobleme in fortgeschrittenen Stadien der Erkrankung unmöglich geworden war. Für viele Menschen ist das ein unschätzbares Stück Lebensqualität, für das es sich lohnt, einiges auf sich zu nehmen.

4 Grundsätze für die Sauerstofflangzeittherapie

1. Führen Sie die Sauerstofftherapie so durch, wie Ihr Arzt sie vorgeschrieben hat. In der Regel bedeutet dies, dass Sie den Sauerstoff mindestens 12 bis 16 Stunden pro Tag einnehmen müssen, um den maximalen Nutzen zu erzielen.

2. Überwachen Sie regelmäßig Ihre Sauerstoffsättigungswerte. Dies kann zu Hause mit einem Pulsoximeter erfolgen. Wenn Ihre Werte zu niedrig sind, informieren Sie bitte Ihren Arzt.

3. Bleiben Sie in Bewegung. Nur weil Sie Sauerstoff benötigen, heißt das nicht, dass Sie Ihre Mobilität aufgeben müssen. Es gibt tragbare Sauerstoffgeräte, die es Ihnen ermöglichen, unterwegs zu sein. Regelmäßige Bewegung kann dazu beitragen, Ihre Lungenfunktion zu verbessern.

4. Verwenden Sie die richtige Ausrüstung. Es gibt verschiedene Arten von Sauerstoffgeräten, einschließlich Konzentratoren und Flüssigsauerstoffsystemen. Ihr Arzt wird Ihnen helfen, das richtige System für Ihre Bedürfnisse zu finden.

Körperliche Bewegung: Mehr als nur ›Fitbleiben‹

Eine gesunde Dosis an körperlicher Aktivität spielt eine entscheidende Rolle bei der Behandlung von COPD. Regelmäßige, moderate Bewegung kann dazu beitragen, die körperliche Leistungsfähigkeit und Ausdauer zu verbessern, was wiederum die Atmungsfunktion und Lebensqualität verbessert. Darüber hinaus kann regelmäßige Bewegung dazu beitragen, Komorbiditäten wie Herz-

Kreislauf-Erkrankungen, die häufig mit COPD einhergehen, zu reduzieren. Denke Sie daran: Sie können Ihre Lunge nicht trainieren, wohl aber Zwerchfell und Atemhilfsmuskulatur und damit die Leistungsfähigkeit Ihrer Lunge maßgeblich verbessern.

Vor kurzem saß mir ein langjähriger Patient mit einer fortgeschrittenen COPD gegenüber, den ich kennengelernt hatte, als seine Lungenleistung bereits auf unter 60 Prozent heruntergegangen war. Zwischen 1996 und 2017 hielt sich seine Lungenfunktion immer in einem Bereich zwischen 40 und 60 Prozent, in den letzten Jahren allerdings zeigte sich bei dem ehemaligen Apotheker eine langsam zunehmende Verschlechterung.
Beim letzten Kontakt fragte ich ihn, ob er denn noch körperlich aktiv sei und wie er mit der Erkrankung zurechtkomme. Er lachte mich an und meinte: »Ich bin ganz zufrieden mit meiner Leistungsfähigkeit. Ich bin gerade erst von meinem letzten Ausflug zurückgekommen.«
»Wohin ging es denn?«, fragte ich. »An den Bodensee?«
»Nein, schon ein bisschen weiter. Ich bin mit dem Fahrrad und einem Kumpel von Usedom aus über St. Petersburg nach Finnland gefahren, dann quer durch Finnland nach Schweden und am Schluss wieder zurück mit der Fähre nach Usedom. Und dann nach Hause. Insgesamt 3600 Kilometer.«
»Wie bitte? 3600 Kilometer, obwohl Sie nur 60 Prozent Lungenleistung haben?«
»Ja, das ist für mich kein Problem. Lediglich bei Steigungen habe ich Schwierigkeiten. Wenn es bergauf geht, muss sich im ersten oder zweiten Gang fahren. Aber dann komme ich jeden Berg hinauf.«
Mit 72 Jahren und quasi einer halben Lunge ist das eine beachtliche Leistung, wie ich sie nicht jeden Tag zu sehen

bekomme. Der Patient legte sogar noch eins drauf: Im Vorjahr sei er quer durch Neuseeland gefahren und habe sich die Drehorte von ›Herr der Ringe‹ angeschaut.

Der Fall dieses Patienten ist ein gutes Beispiel dafür, dass man mit der richtigen Einstellung auch mit einer schwerwiegenden Lungenerkrankung sehr gut leben kann. Gerade Radfahren ist für Patienten mit COPD gut möglich, jedenfalls dann, wenn sie ausreichend trainiert sind. Es ist immer wieder beeindruckend, mit wie wenig Lungenleistung man auskommt, wenn man von seinen Muskeln her gut aufgestellt ist.

Leider gilt das auch umgekehrt. Oft kommen Patienten in die Sprechstunde und klagen: »Vor einem Jahr konnte ich noch in den zweiten oder dritten Stock hinauflaufen, jetzt schaffe ich kaum den ersten.« Ein Blick auf die Lungenfunktion zeigt dann oft, dass sich da nicht viel getan hat, die Verschlechterung in der Lungenfunktion nicht augenfällig ist. Wie kann das sein? Wenn man Probleme beim Treppensteigen entwickelt, neigt man dazu, Treppen aus dem Weg zu gehen und den Aufzug zu benutzen. Das führt dazu, dass die Muskulatur abbaut. Und wenn man dann versucht, mit halb so viel Muskelkraft wie einige Monate zuvor die gleiche Treppe hinaufzusteigen, wird man feststellen, dass man sich schwerer tut. Nur hat das nichts mit der Lunge oder den Bronchien zu tun.

Was kann man daraus lernen? Das Wichtigste bei einer chronischen Atemwegserkrankung ist, körperlich fit zu bleiben. Wir können zerstörte Lungenbläschen nicht ersetzen und verlorene Lungenleistung nicht wieder zurückgewinnen. Was wir aber können, ist, mit der vorhandenen

Lungenleistung gut umgehen, sie effektiv einsetzen und getragen von einer guten Muskulatur weiterhin leistungsfähig bleiben. Ein besonderes Problem bleibt bei Patienten mit chronischen Atemwegserkrankungen die Bewältigung von Steigungen, sei es eine Treppe oder ein Berg. Beim Radfahren kann es sinnvoll sein, auf ein E-Bike umzusteigen und bei Anstiegen zusätzliche Kraft aus dem Akku dazuschalten.

Ausgewogene Ernährung

Als Lungenspezialist erlebe ich in der Praxis zwei unterschiedliche Typen von Patienten mit schwerer COPD. Ein Teil ist schlank, geradezu ausgemergelt und hat offenbar Probleme, sein Gewicht zu halten, der andere Typ ist eher übergewichtig, bekommt schnell blaue Lippen und ist häufig verschleimt.

Schlanke, eher untergewichtige Menschen mit COPD haben das Problem, genügend Kalorien zu sich zu nehmen, um die enorm gesteigerte Atemarbeit bei einer fortgeschrittenen COPD leisten zu können. Stellen Sie sich vor, dass ein Mensch mit schwerer COPD so viel Atemarbeit verrichten muss, dass er den Kalorienbedarf eines Bergarbeiters hat. Ist das nicht möglich, droht ein Versagen der Atmung. Für diese Menschen ist eine ausreichende Kalorienzufuhr entscheidend. Manchmal geht das so weit, dass eine zusätzliche hochkalorische Ernährung aus der Apotheke notwendig ist. Auf jeden Fall muss hier auf eine kalorien- und vitaminreiche Kost geachtet werden, auch eine ausreichende Flüssigkeitszufuhr in Form von Wasser, Brühe oder Tee ist unbedingt erforderlich.

Für den zweiten, eher übergewichtigen Patiententyp gilt das Gegenteil. Hier kommt es darauf an, das Gewicht zu normalisieren, Lunge und Kreislauf damit zu entlasten und einen besseren Wirkungsgrad der Muskulatur sicherzustellen. Übergewicht bei COPD-Patienten ist oft eine Folge mangelnder Bewegung aufgrund der bei Belastung verstärkt auftretenden Atemnot. Bei diesen Patienten ist es wichtig, neben einer gesunden, kalorienreduzierten und vitaminreichen Ernährung auch körperliche Bewegung wieder anzugehen. Insbesondere kommen hierfür Schwimmen, Radfahren oder langsames Wandern in Betracht.

Entspannung und Atemtherapie

Atemübungen und Techniken wie die Zwerchfellatmung oder die Lippenbremse können helfen, die Atmung zu verbessern und das Wohlbefinden zu steigern. Einige einfache Übungen finden Sie im letzten Kapitel dieses Buches.

Suchen Sie Hilfe und Unterstützung

Suchen Sie Unterstützung: Es kann hilfreich sein, sich einer Selbsthilfegruppe für Menschen mit COPD anzuschließen. Sie können dort Erfahrungen austauschen, Unterstützung finden und von den Erfahrungen anderer lernen.

Nutzen Sie die Möglichkeit einer Patientenschulung, in der auch die Möglichkeiten einer nicht medikamentösen Therapie umfassend dargestellt und mit Ihnen besprochen werden können. Eine Vielzahl von spezialisierten Internetseiten, Blogs und Apps befassen sich mit allen Aspekten einer fortgeschrittenen COPD und können von Ihnen zusätzlich genutzt werden. Besonders möchte ich in diesem Zusammenhang auf die Homepage der deutschen Atemwegsliga hinweisen, die einen großen Schatz an Informationsmöglichkeiten bietet.

8. Lungenkrebs – Chaos der Zellteilung

Immer wieder erlebe ich es, dass Menschen es ablehnen, zum Arzt zu gehen und sich untersuchen zu lassen. Viele haben eine diffuse Angst davor, es könne etwas Schlimmes, insbesondere ein Tumor, festgestellt werden, dem sie dann ausgeliefert seien. Lieber wollen sie es gar nicht erst wissen.

Ein Stück weit kann ich diese Einstellung sogar verstehen, vor allem unter dem Gesichtspunkt, dass bei einigen Tumorarten der Lunge, etwa beim sogenannten kleinzelligen Bronchialkarzinom, die Erkrankung auch bei einer frühen Diagnose häufig nicht mehr vollständig beseitigt werden kann. Trotzdem ist es bei allen Tumoren wichtig, schnell und zielgerecht eine Diagnose zu stellen. Zum einen gibt es eine Reihe von Tumoren, die aussichtsreich bekämpft werden können. Zum anderen gibt es einen raschen Fortschritt in der Medizin, der es ermöglicht, in jedem Stadium einer Tumorerkrankung nicht nur das Tumorwachstum zu verhindern und wertvolle Lebenszeit zu gewinnen, sondern auch die Lebensqualität besser als in früheren Jahren positiv zu beeinflussen.

Der entscheidende Unterschied besteht also darin, dass nicht nur mehr, sondern mehr lebenswerte Zeit möglich ist. In dieser Situation, so hart der erste Schlag auch sein mag, ist es immer falsch, den Kopf in den Sand zu stecken, denn das wäre leider wirklich verlorene Zeit.

Und in Anbetracht der Tatsache, dass Lungenkrebs in Deutschland die dritthäufigste Tumorerkrankung darstellt, kann ich Sie nur ermuntern, sich beim ersten Verdacht, besser noch: regelmäßig von einem Arzt Ihres Vertrauens untersuchen zu lassen.

8.1 Tumorzelle 0

Alles beginnt mit der fehlerhaften Erneuerung von Körpergewebe, genauer: mit fehlerhaftem Zellwachstum. Wir wissen heute, dass Fehler in der Erneuerung von Zellen immer wieder auftreten und auch bei ›Gesunden‹ laufend vorkommen. ›Misslungene‹ Zellen werden vom Immunsystem rasch erkannt und aussortiert. Was der Grund dafür ist, dass dieser Prozess manchmal fehlschlägt und aus einer gesteuerten Zellerneuerung ein bösartiger Tumor entsteht, ist im Einzelnen nicht klar. Die medizinische Forschung beschäftigt sich auf allen denkbaren Feldern und mit groß angelegten Projekten damit, diese Faktoren ausfindig zu machen und Wege zu finden, um Krebs in allen seinen Erscheinungsformen gezielt und gesteuert anzugehen. Doch bleiben wir beim Entstehungsprozess.

Es gibt verschiedene Wege, wie ein Tumor entstehen kann. Am besten verstehen lässt sich derjenige, der am häufigsten eine Rolle spielt. Tumorzellen zeichnen sich dadurch aus, dass sie sich ungesteuert fortpflanzen und vermehren. Die allermeisten Zellen im Körper besitzen die Möglichkeit, sich zu teilen und zu vermehren, sie halten sich dabei aber an einen festen Plan, der für jedes Gewebe, für jedes Organ genau vorsieht, welche Zellen an welcher Stelle zu sein haben und was sie dort bewirken sollen. Bei Tumoren ist das Problem, dass diese Ordnung verloren geht. Der Bauplan in den Genen wird fehlerhaft kopiert beziehungsweise verändert, mit der Folge, dass sich die betroffenen Zellen ohne Rücksicht auf andere Zellen und den Plan, der ihre Funktion regeln sollte, vermehren. Sie wuchern ungebremst.

Dies geschieht manchmal als Folge einer lang anhaltenden Entzündung. Ein möglicher Grund ist das Einatmen von asbesthaltigen Stäuben. Der Einsatz von Asbest ist bei uns längst verboten, aber es ist immer noch einer der bedeutendsten Gebäudeschadstoffe. Wenn man Asbestfasern einatmet, dann bleiben diese in den Lungenbläschen stecken. Die Fasern haben kleine Häkchen wie Harpunen, mit denen sie sich im Gewebe verkeilen und die dafür sorgen, dass sie nicht mehr abgehustet werden können. Asbestfasern, die im Lungenmantel, also den äußeren Lungenbläschen festhängen, kratzen bei jedem Atemzug, vor allem bei jedem Hustenreiz, Lachen oder Weinen ruckartig am Rippenfell.

Das wäre zunächst nicht schlimm, wenn es nicht dazu führen würde, dass dieses Kratzen am feinen Rippenfellhäutchen zu einer dauerhaften Entzündungsreaktion führen würde. Zellen im Rippenfell werden zerstört und müssen durch neue Zellen ersetzt werden. Das heißt, an dieser Stelle entsteht ein permanenter Unruheherd. Das für sich wäre immer noch kein großes Problem. Dazu wird es erst, wenn diese Reparaturvorgänge, die Millionen Mal funktioniert haben, plötzlich außer Kontrolle geraten. Das bedeutet, dass eine der Zellen nicht mehr damit aufhört, sich zu teilen. Der Reparaturvorgang entgleist, die Zelle hört nicht auf sich zu verdoppeln, und so entsteht ein Tumorgewebe.

Meist hat ein solcher Tumor noch Ähnlichkeit mit dem Gewebe, aus dem er ursprünglich stammte. Er verliert aber schnell die Spezialisierung, die vorher von Bedeutung war, und arbeitet nur daraufhin, sich zu teilen, zu teilen und zu teilen, sprich: ohne Unterlass und ohne Rücksicht auf benachbartes Gewebe und Organe zu wachsen.

Ein anderes Beispiel ist eine chronische Entzündung der Bronchien, etwa durch Umweltschadstoffe wie Rußpartikel oder das Rauchen. Ähnlich wie beim Asbest läuft auch hier die Entwicklung irgendwann aus dem Ruder. Wenn die Schleimhaut sich laufend entzündet, immer wieder Reparaturvorgänge gestartet werden und neue Zellen gebildet werden müssen, kann auch dieser Prozess entgleisen.

Tumore in der Lunge bilden sich häufig an Stellen, an denen die Schadstoffbelastung besonders groß ist. Betroffen sind hierbei die Stellen, an denen sich Bronchien aufteilen. Wie im COPD-Kapitel beschrieben, entstehen dort Verwirbelungen, die dazu führen, dass an der Teilungsstelle besonders viele Schadstoffe angelandet werden. Dort laufen in der Folge dann vermehrt Entzündungsvorgänge ab. Kein Wunder, dass Tumore bevorzugt an solchen Stellen entstehen und damit dann einer bronchologischen Diagnostik gut zugänglich sind. Der Lungenspezialist kann mit einem Bronchoskop vorsichtig das Bronchialsystem durchmustern, und wenn er auf eine verdächtige Stelle trifft, eine Gewebeprobe entnehmen (Biopsie). Ist diese hinsichtlich eines Tumorwachstums positiv, muss so schnell wie möglich gehandelt werden.

Kommt es zu einem solch fehlerhaften, endlosen Zellwachstum, entsteht eine Geschwulst (ein Tumor), im besten Fall eine gutartige, die zunächst einmal ›nur‹ dadurch gefährlich ist, dass sie gesundes Gewebe verdrängt und in seiner Funktion behindert. In schlimmeren Fällen zerstört sie aber gesundes Gewebe, behindert die Organfunktion immer stärker und kann schließlich den gesamten Organismus in Bedrängnis bringen. Dies kann sehr schnell und sehr intensiv voranschreiten, wenn Tumorzellen durch Lymph- oder Blutgefäße im ganzen Körper verteilt (gestreut) werden und sich überall, wo sie anlanden, neue Tumore bilden. Man nennt diese Wanderung dann ›Metastasierung‹.

An diesem Punkt kann die heutige Medizin nur noch begrenzt helfen. Der Tumor kann in diesem Stadium normalerweise nicht mehr chirurgisch beseitigt werden, sondern nur durch Medikamente oder gezielte Bestrahlung der Metastasen bekämpft werden. Bevor sich Metastasen gebildet haben, stehen die Chancen einer dauerhaften Bekämpfung des Tumors besser. Was wiederum deutlich macht, wie entscheidend der Faktor Zeit sein kann.

Vererbung oder Umwelt? Vorbeugung ist entscheidend

Oft lassen sich Patienten einen Termin beim Pneumologen geben, wenn ein naher Angehöriger an einem Bronchialkarzinom gestorben ist. Dahinter steht die Sorge, die Erkrankung könne eine vererbbare Komponente haben. Das ist verständlich, aber nicht wirklich belegt. Eine übermächtige Tumorgenetik scheint es beim Bronchialkarzinom nicht zu geben, jedenfalls nicht wie bei manchen Formen von Darm- oder Brustkrebs.

Trotzdem gibt es sicher unterschiedliche Veranlagungen, beispielsweise was die Fähigkeit der Lunge zur Selbstreinigung und zum Umgang mit Schadstoffen anbetrifft. Wir wissen, dass manche Menschen mehr Probleme als andere haben, Schadstoffe zu eliminieren, Problemstoffe abzubauen und Reparaturvorgänge zu steuern. Der Stammbaum ist gerade im Hinblick auf Lungenkrebs weniger aussagekräftig als ein gründlicher Check beim Pneumologen.

Sinnvoll ist es in jedem Fall, dass vor allem Menschen, die mit einem erhöhten Risiko leben, einen Tumor an der Lunge zu entwickeln, sich regelmäßig einem Screening unterziehen. In erster Linie geht es dabei um Patienten, die rauchen oder einem vergleichbaren Risiko ausgesetzt sind. Je länger man raucht und je mehr Zigaretten tagtäglich zusammenkommen, desto höher ist das Risiko, an einem Lungentumor zu erkranken. Es ist daher absolut sinnvoll, das Rauchen als Schadfaktor auszuschalten. Gelingt dies nicht, gehört man zu der Gruppe, bei denen regelmäßige Kontrollen der Lungenfunktion, aber auch anderer Hinweise auf einen möglichen Tumor zum regelmäßigen Check-up gehören sollten.

Haben Sie früher geraucht und inzwischen das Rauchen eingestellt, kann man Sie nur beglückwünschen – dennoch gehören Sie zu der Gruppe, die für regelmäßige Gesundheitsuntersuchungen zur Früherkennung weiter auf der Liste stehen. Sie wissen ja: Die Lunge hat leider ein langes Gedächtnis. Problematisch bei den Check-ups ist die Einbeziehung von Röntgenuntersuchungen in ein Untersuchungsraster. Einen Tumor in der Lunge kann man nur durch eine Röntgenuntersuchung klar erkennen, andererseits sind wiederholte Röntgenuntersuchungen aufgrund der damit verbundenen Strahlenbelastung nicht unproblematisch. Es gibt Pläne für Röntgenuntersuchungen in Form eines besonders strahlenarmen sogenannten low-dose-CT in Risikogruppen, die die Chancen einer frühen Feststellung von Tumoren erhöhen könnte.

8.2 Behandlung von Lungenkrebs

Neue Wege in der Tumorchirurgie des Lungenkarzinoms

Die Chirurgie ist eine grundlegende Methode zur Behandlung des Lungenkarzinoms, besonders in frühen Stadien der Krankheit. Mit der rasanten Entwicklung der Technologie und der Medizin sehen wir eine beeindruckende Evolution der Möglichkeiten in der chirurgischen Behandlung von Lungentumoren. Diese Fortschritte haben neue, weniger eingreifende und präzisere Methoden eingeführt, die das Potenzial haben, die Ergebnisse der Behandlung erheblich zu verbessern.

Einer der bemerkenswertesten Fortschritte in der Tumorchirurgie ist die Verschiebung von offenen Operationen zu minimal-invasiven Verfahren. An der Lunge haben diese Fortschritte die Tür zu neuen chirurgischen Ansätzen geöffnet, die weniger Trauma für den Körper bedeuten und gleichzeitig eine effektive Behandlung des Tumors ermöglichen.

Videogestützte thorakoskopische Operationen (VATS)

VATS ist eine Art von minimal-invasiver Chirurgie, die mithilfe einer kleinen Kamera und speziellen chirurgischen Instrumenten durchgeführt wird, die durch kleine Einschnitte in der Brust eingeführt werden. Im Gegensatz zu einer traditionellen Thorakotomie, bei der ein großer

Schnitt gemacht und die Rippen auseinander gedrückt werden, erlaubt VATS dem Chirurgen, den Tumor zu entfernen, ohne die Brust weit öffnen zu müssen.
Dieser Ansatz hat mehrere Vorteile. Erstens sind die Schmerzen und die Gewebszerstörung, die mit der Operation verbunden sind, erheblich reduziert. Die Patienten erholen sich schneller und können das Krankenhaus früher verlassen. Zweitens, da der Chirurg das Operationsgebiet auf einem Bildschirm vergrößert sehen kann, kann er oder sie den Tumor und die umgebenden Strukturen genauer beurteilen und gegebenenfalls präziser operieren.
Ein weiterer Schritt in der Entwicklung minimal-invasiver Techniken ist die roboterassistierte Chirurgie. Bei dieser Methode bedient der Chirurg einen hochmodernen Roboter, der die Instrumente mit hoher Präzision steuert. Die Da Vinci-Operationstechnologie ist ein Beispiel für ein solches System.
Die roboterassistierte Chirurgie bietet Vorteile gegenüber traditionellen Techniken. Der Chirurg kann die Bewegungen des Roboters sehr genau steuern, was zu einer höheren Präzision bei der Tumorentfernung führt. Darüber hinaus ermöglicht der Roboter die Durchführung komplexer Operationen durch kleine Einschnitte, was die Erholungszeit der Patienten weiter verkürzt.

Die personalisierte Medizin spielt auch in der Chirurgie eine zunehmende Rolle. Die Entscheidung für eine bestimmte Operationstechnik basiert auf einer umfassenden Analyse des individuellen Patienten, einschließlich der genauen Lage und Größe des Tumors, des Gesundheitszustands des Patienten und anderer Faktoren.

Die Fortschritte in der Bildgebungstechnologie haben eine präzisere Lokalisierung und Entfernung von Tumoren während der Operation ermöglicht. Intraoperative CT-Scans und 3D-Rekonstruktionen können dem Chirurgen helfen, den genauen Ort und Umfang des Tumors zu sehen, was zu einer effektiveren und sichereren Entfernung führt.

Die Chance – maßgeschneiderte Therapie

Es ist heute möglich, Medikamente mit gezielten, spezifisch auf den jeweiligen Tumor angesetzten Abwehrmolekülen einzusetzen, die die Geschwulst angreifen und dabei links und rechts gesundes Gewebe in Ruhe lassen. Man könnte sozusagen ein molekulares U-Boot entwickeln, das ganz gezielt in den Tumor navigiert, sich dort verankert und Medikamente in das Gewebe schleust, um die Tumorzellen anzugreifen und zu zerstören.

Im Moment stehen uns für die Behandlung von Tumoren der Lunge erste entsprechende Medikamente zur Verfügung und es kommen laufend neue hinzu. Auch ist es heute möglich, Tumore früher festzustellen, indem man sie mit radioaktiven Substanzen markiert und so eindeutig erkennen kann, ob weitere Metastasen im Körper vorhanden sind oder nicht. Anschließend kann dann der Tumor mit Sicherheitsabstand zu gesundem Gewebe nachhaltig entfernt werden. Man nennt diese Untersuchung PET-CT.

Gleichwohl sind zum jetzigen Zeitpunkt die Möglichkeiten einer systematischen Früherkennung eher bescheiden. Somit bleibt bis auf Weiteres der Schwerpunkt darauf gerichtet, Ursachen, die zur Entstehung eines Tumors führen können, so sicher wie möglich zu erkennen und abzustellen. Beim Rauchen ist dies die Entscheidung desjenigen, der raucht, beim Mitrauchen oder der Auseinandersetzung mit Luftschadstoffen im Straßenverkehr oder am Arbeitsplatz ist es die Aufgabe des Staates und von uns allen, die Belastungen gering zu halten und damit die Entstehung von Tumoren in der Lunge zu vermeiden beziehungsweise unter Kontrolle zu bringen.

5 Tipps zur Vorbeugung und Früherkennung von Lungenkrebs:

1. Rauchen ist der größte Risikofaktor für Lungenkrebs. Der Verzicht auf Tabakprodukte oder die Aufgabe des Rauchens kann das Risiko erheblich reduzieren.

2. Passivrauchen, das Einatmen von Tabakrauch aus der Umgebung, kann ebenfalls das Risiko für Lungenkrebs erhöhen. Versuchen Sie, Orte mit Rauchbelastung zu meiden.

3. Vermeiden Sie die Exposition gegenüber krebserregenden Stoffen am Arbeitsplatz und in der Umwelt wie Asbest, bestimmte Farben und Chemikalien. Sorgen Sie für eine gute Belüftung in Ihrem Zuhause. Sie minimieren damit auch mögliche Gefahren durch Radon, ein natürlich vorkommendes radioaktives Gas, das in einigen Gebieten ein Risikofaktor für Lungenkrebs sein kann.

4. Eine ausgewogene Ernährung, reich an Obst und Gemüse, sowie regelmäßige körperliche Aktivität können das allgemeine Krebsrisiko verringern.

5. Wenn Sie zu einer Risikogruppe gehören (z.B. langjähriger Raucher, Exposition gegenüber bestimmten Schadstoffen), können regelmäßige medizinische Untersuchungen dazu beitragen, Lungenkrebs in einem früheren, potenziell behandelbareren Stadium zu erkennen.

Nachbehandlung einer Tumorerkrankung

Die Behandlung eines Lungentumors, ob operativ oder durch Bestrahlung und Chemotherapie, ist ein bedeutender Schritt auf dem Weg zur Heilung. Aber was kommt danach? Die Phase nach der Behandlung, die als Nachsorge bezeichnet wird, ist ein ebenso wesentlicher Teil des Heilungsprozesses. In dieser Phase geht es darum, sicherzustellen, dass der Körper sich vollständig erholt, etwaige Nebenwirkungen der Behandlung abzufangen und das Risiko eines Wiederauftretens des Tumors gering zu halten.

Nach der Behandlung eines Lungentumors ist eine regelmäßige Nachsorge von entscheidender Bedeutung. Dies beinhaltet regelmäßige Arztbesuche, um den allgemeinen Gesundheitszustand zu beurteilen, Tests zur Überwachung des Heilungsprozesses durchzuführen und auf Anzeichen eines möglichen Wiederauftretens des Tumors zu achten.

Auch nach erfolgreicher Behandlung können Patienten mit einer Vielzahl von körperlichen und emotionalen Herausforderungen konfrontiert sein, einschließlich Atembeschwerden, Erschöpfung, Angst und Depression. Der Umgang mit diesen Herausforderungen kann durch Physiotherapie, Atemtherapie, psychologische

Unterstützung und eine gesunde Lebensweise erleichtert werden.
Die Stärkung des allgemeinen Gesundheitszustands ist ein weiterer Aspekt der Nachsorge. Dies kann durch eine gesunde Ernährung, regelmäßige körperliche Bewegung und ausreichend Ruhe erreicht werden. Das Aufgeben von schädlichen Gewohnheiten wie Rauchen und übermäßiger Alkoholkonsum ist ebenfalls unerlässlich.

Nach der Entfernung eines Lungentumors stellt der Wiedereinstieg in den Alltag eine Herausforderung dar. Die Unterstützung durch Familie und Freunde, Beratungsstellen oder Selbsthilfegruppen kann in dieser Zeit eine große Hilfe sein.

9. Schlafapnoe – wenn nachts der Atem stoppt

»65, 66, 67, und dann endlich: chrrrrrrrrrrrrrrr. So klingt sie/er alle paar Minuten, manchmal muss ich bis 100 zählen, bis sie/er wieder Luft holt.« So klingt der typische Bericht leidgeprüfter Bettpartner/-innen beim Schlafmediziner.

Schnarcht Ihr Partner ruhig und gleichmäßig? Dann können Sie zwar vielleicht nicht schlafen, müssen sich aber zumindest nur wenig Sorgen zu machen, ob das Ganze gefährlich sein könnte. Belastend ist das dann vor allem für den, der kein Auge zukriegt.
Gefährlich für den Schnarcher wird es, wenn es zu Atempausen kommt. Ein erster Hinweis ist oft darin zu erkennen, dass das Schnarchen in unterschiedlicher Lautstärke erfolgt. Das ist dann eine Art Vorbote, dass der Schlaf durch Atempausen unterbrochen werden könnte. Ein weiteres Anzeichen von Schlafapnoen ist, dass der Betroffene am Morgen aufwacht und kaputt und zerschlagen ist, als hätte er die ganze Nacht durchgemacht. Am liebsten würde man gleich wieder ins Bett gehen, meistens muss man mit längerem Duschen und literweise Kaffee versuchen, wach zu werden. Das hilft natürlich nur kurzfristig. Auch das ungewollte Einnicken bei allen möglichen Gelegenheiten ist daher ein mögliches Symptom. Das nennt man dann Sekundenschlaf, ein Phänomen,

das zu Hause beim Fernsehen lästig ist, für einen Fernfahrer auf der Autobahn aber lebensgefährlich werden kann.

Wir kennen drei Arten von Schlafapnoe: obstruktive Schlafapnoe (OSA), zentrale Schlafapnoe (CSA) und komplexe Schlafapnoe, eine Form, bei der beide Komponenten gemeinsam auftreten. Die häufigste Form ist die obstruktive Schlafapnoe. Eine obstruktive Schlafapnoe tritt auf, wenn die Muskeln im Bereich des hinteren Kehlkopfs und der Zunge während des Schlafes erschlaffen.
Das Problem liegt uns dabei quasi auf der Zunge. Unsere Zunge ist nämlich nicht mehr so, wie sie einmal war. Im Laufe der Evolution ist sie immer größer und flexibler geworden, schließlich haben wir sie nicht nur zur Nahrungsaufnahme eingesetzt, sondern auch neue Anwendungen entwickelt, an denen sie beteiligt ist, zum Beispiel die Sprache. Gleichzeitig wurde der Unterkiefer eher schmächtiger, und so liegt die Zunge heute wie ein großer Fleischklops zwischen den beiden Kiefern.
Solange wir gehen, stehen oder sitzen, ist das kein Problem. Im Liegen aber, vor allem wenn man auf dem Rücken liegt und im Tiefschlaf dann die Muskulatur erschlafft und der Mund sich öffnet, rutscht die Zunge langsam nach hinten. Erleichtert wird das Ganze dadurch, dass die Zunge nur am Zungenbein angewachsen ist, direkt über dem Kehlkopf und damit dem tiefsten Punkt im Schlund. Es gibt nicht wenige Menschen, die auch in Seitenlage schnarchen beziehungsweise Atempausen entwickeln, meist ist die Symptomatik in dieser Position nicht so ausgeprägt. Ihre Zunge dreht sich während des Schlafs allmählich über ihren Drehpunkt nach hinten unten und

bleibt dann entweder am Oberkiefer hängen oder sie rutscht durch und berührt die Rachenhinterwand. Daraufhin fangen Sie zunächst an, mehr oder weniger laut zu schnarchen. Klappt die Zunge ganz in den Schlund, kann es zu einem Atemstillstand kommen. Je mehr Sie versuchen zu atmen, desto stärker sitzt die Zunge fest und so nimmt das Verhängnis seinen Lauf.

Der Patient saugt quasi seine Zunge fest. Langsam wird der Patient blau, und ich bewundere meine Mitarbeiterinnen im Schlaflabor, die dabei seelenruhig zusehen können, wohlwissend, dass solche Ereignisse bei diesen Patienten Nacht für Nacht seit langer Zeit passieren und immer rechtzeitig beendet werden. Ich verstehe aber auch, wenn manche Ehepartner schlaflos daneben liegen und mitzählen und dann die Nerven verlieren und den Partner mit mehr oder weniger zärtlichen Knuffen zu einem Lagewechsel veranlassen. Bei manchen Patienten dauern die Pausen bis zu neunzig Sekunden und länger, und es kommt vor, dass die Atmung zwei- oder dreihundertmal pro Nacht hängen bleibt. Damit ist dann nicht zu spaßen

Nur Schnarchen oder doch Schlafapnoe?

Apropos Ehepartner. Für die kommt paradoxerweise noch eine schwierige Zeit, und zwar dann, wenn der Partner oder die Partnerin erfolgreich behandelt wird. Wenn man sich einmal an Schnarchen und Atempausen gewöhnt hat, dann ist es unerwartet, wenn plötzlich das Schnarchen weg ist. In den ersten Nächten kann es dann passieren, dass man deswegen aufwacht, weil man nichts mehr hört und bang nach dem Körper des anderen tastet, ob er noch lebt. Erst wenn dieser Zustand über einen längeren Zeitraum anhält, also Stille im gemeinsamen Schlafzimmer Einzug erhalten hat und bleibt, wird das wieder zum neuen Standard – und beide können beruhigt schlafen. Man kennt dieses Phänomen auch von Menschen, die neben einer Eisenbahntrasse oder einem Flughafen wohnen und prompt aufwachen, wenn der 3:00-Uhr-Nachtexpress einmal ausfällt.

Zurück zu den Folgen einer Schlafapnoe. Ein wichtiger Punkt ist also, dass die Sauerstoffversorgung leidet. Je länger die Atempausen andauern, desto ausgeprägter ist das Versorgungsdefizit mit Sauerstoff, das für alle Zellen im Körper ein Problem darstellt. Schließlich ist unser Körper nicht darauf eingerichtet, einen langen Sauerstoffmangel problemlos zu überstehen: Bereits sechzig oder neunzig Sekunden ohne Atmung können sauerstoffempfindliche Organe wie Hirn und Herz belasten.

Falls Sie nun Angst haben, dass Sie im Extremfall schnarchend an der eigenen Zunge ersticken könnten, dann kann ich Sie ein Stück weit beruhigen. Nein, das wird nicht passieren – solange wir vom Schlafen reden! Wir haben ein Alarmzentrum im Kleinhirn, das alle Lebensvorgänge aufmerksam beobachtet und eingreift, wenn es zu gefährlichen Situationen kommt. Drohen Sie im Schlaf zu ersticken, greift das Gehirn ein, um Ihren Körper wieder mit Sauerstoff zu versorgen. Sind Sie allerdings bewusstlos, beispielsweise aufgrund eines Unfalls oder während einer Operation, und liegen Sie auf dem Rücken, dann sollte man sich lieber nicht auf das Notfallzentrum im Hirn verlassen. Dann kann es tatsächlich dazu kommen, dass man an der eigenen Zunge erstickt. Nicht umsonst hat jeder Autofahrer beim Erste-Hilfe-

Kurs vor Erwerb des Führerscheins gelernt, dass bewusstlose Unfallopfer in die ›stabile Seitenlage‹ gebracht werden müssen und man am besten auch durch einen kurzen Griff in den Mund klärt, ob Erbrochenes oder eine Zahnprothese den Atemweg blockiert.

Wie schafft es unser körpereigenes Notfallzentrum bei einem Atemstillstand, das Festsaugen der Zunge beenden? Die Evolution hat hierfür einen effektiven Weg gefunden. Unser Notfallzentrum veranlasst, dass die Nebennierenrinde Adrenalin ausschüttet.

Adrenalin ist unser Schreck- und Stresshormon, und das wirkt schnell und effektiv: Stünde Ihnen plötzlich ein Einbrecher gegenüber, würde Adrenalin Ihren Körper in Sekundenbruchteilen in absolute Kampfbereitschaft versetzen. Ersetzen Sie den Anblick eines Einbrechers mit dem Erstickungssignal im Kleinhirn, und Sie haben die gleiche Reaktion: Der Blutdruck schießt hoch, das Herz schlägt schneller, die Bronchien erweitern sich, die Muskeln werden angespannt – und damit auch die Zunge umgehend wieder an Ort und Stelle befördert. Mit einem lauten, röchelnden Schnarchgeräusch, oft begleitet von Bewegungen der Arme und Beine, holt der Apnoiker tief Luft. Wie ein U-Boot, das notfallmäßig aus der Tiefe des Meeres nach oben schießt und aus dem Wasser herausschnellt, holt der Patient Luft und sinkt ermattet ins Kissen zurück. Der Adrenalinschuss bedeutet für den Patienten mit Schlafapnoe die Rettung.

Die meisten Patienten bekommen davon nichts direkt mit, nur selten erzählt ein Patient, dass er sich daran erinnern kann, wie er plötzlich schweißgebadet im Bett saß. Manchmal wird das Geschehen in Träume eingearbeitet, was entsprechende Albträume zur Folge hat, in denen man zu ersticken glaubt. Der Bettnachbar allerdings träumt weniger, sondern erlebt dies alles mit, immer und immer wieder, bis er entnervt das Schlafzimmer verlässt und versucht, auf der Couch im Wohnzimmer weiterzuschlafen.

Dieser ›automatische‹ Rettungsvorgang mittels Adrenalin hat allerdings auch negative Seiten. Er sorgt zum einen für ein Hochschnellen von Herzfrequenz und Blutdruck, zum anderen kann der Blutdruck auch dauerhaft tagsüber erhöht bleiben. Besonders Patienten mit hohem Blutdruck sollten daher immer klären lassen, ob eine Schlafapnoe eine verstärkende oder gar auslösende Rolle spielen könnte.

Gefährlich ist an dieser Situation das Zusammenkommen von schlechter Sauerstoffversorgung des Körpers und plötzlich auftretender Volllast für Herz und Kreislauf. Der Körper befiehlt: ›Volle Energie, sofort!‹, aber die Sauerstoffreserven sind im Keller. Sind dann bei einem älteren Menschen noch dazu die Blutgefäße nicht mehr so elastisch und weit, kann es gefährlich werden. Das Auftreten von Schlaganfällen oder Herzinfarkten kann Folge einer unbehandelten Schlafapnoe sein, es sollte daher spätestens, wenn diese Ereignisse bereits eingetreten sind, eine Schlafdiagnostik erfolgen, um Schlimmeres für die Zukunft zu verhindern.

Auch Typ-II-Diabetes und Depressionen können durch Schlafapnoe verursacht werden.[16]

Ist die Diagnose gestellt, stellt sich natürlich die Frage, was unternommen werden kann. Ganz vorne steht bei der Behandlung der Schlafapnoe das Thema Gewicht.

Auch schlanke Menschen können eine Schlafapnoe entwickeln, der Anteil übergewichtiger Patienten liegt aber bei 70-80 %.

9.1 Behandlung von Schlafapnoe

Abnehmen sorgt für ruhigen Schlaf

Was das Gewicht mit einer Schlafapnoe zu tun hat? Der Körper hat bestimmte Stellen, an denen er gerne Fettpolster einrichtet. Die Oberschenkel, das Gesäß und der Bauch sind typische Stellen, in denen Fettpolster angelegt sind, die dann mehr oder weniger gefüllt werden. Und häufig ist es eben auch der Hals.
Dummerweise ist im Schlundbereich ein Fettpolster vorhanden, das den ohnehin schmalen Spalt zwischen Schlund und Zunge verengen kann. Damit wird das Ansaugen der Zunge zusätzlich erleichtert. Sofern Sie nicht rank und schlank sind, ist es daher sinnvoll, bei einer Schlafapnoe den Versuch zu starten, deutlich abzunehmen, um diesen Faktor auszuschalten. Vielleicht sind weitere Maßnahmen dann gar nicht mehr erforderlich.

Eine Studie, die in der ›American Journal of Respiratory and Critical Care Medicine‹ veröffentlicht wurde, ergab, dass eine Gewichtsabnahme von 10% das nächtliche Auftreten von Atemaussetzern um 26% reduzieren kann. In einer anderen Studie, die in ›The Lancet‹ veröffentlicht wurde, waren die Schlafapnoe-Symptome bei 88% der Teilnehmer, die eine umfangreiche Gewichtsabnahme durchlaufen hatten, nach einem Jahr nicht mehr nachweisbar. Insbesondere für Patienten, die früher schlanker waren und nicht geschnarcht haben, aber später mit zunehmendem Gewicht auch Schnarchprobleme entwickelt haben, besteht die berechtigte Hoffnung, mit dieser Maßnahme etwas zu erreichen. Allerdings gibt es auch Patienten, die durch genetische Faktoren schnarchen beziehungsweise Schlafapnoe-Probleme schnell und ausgeprägt entwickeln. Das können beispielsweise Menschen sein, die einen zu kleinen Unterkiefer oder eine verhältnismäßig große Zunge haben. Menschen, die große Mandeln haben, die nachts dann in den Schlund hineinfallen, können ebenfalls Probleme bekommen.

Es ist daher immer sinnvoll, dass vor einer weiteren Abklärung ein HNO-Arzt ein Blick in den Rachen wirft und sich vergewissert, ob auf seinem Fachgebiet Sanierungsmaßnahmen möglich sind. Es ist viel einfacher, große Mandeln zu verkleinern oder zu entfernen, als ein Leben lang technische Maßnahmen ergreifen zu müssen, damit nachts die Atmung funktioniert.

Schlafapnoe bei Kindern

Bei Kindern sind große Mandeln überhaupt die häufigste Ursache einer Schlafapnoe, bei Erwachsenen tritt diese Möglichkeit eher in den Hintergrund, da viele Erwachsene bereits ohne Mandeln leben und ihr Schlund größer ist als bei einem Kind.

Obwohl die Häufigkeit von Schlafapnoe bei Kindern niedriger ist als bei Erwachsenen, kann sie dennoch schwerwiegende Auswirkungen auf die Gesundheit, das Verhalten und die schulischen Leistungen von Kindern haben.

Die Identifizierung der Ursachen von Schlafapnoe bei Kindern ist der erste Schritt, um die Erkrankung effektiv zu behandeln und ihre Auswirkungen auf die Gesundheit und das Wohlbefinden der betroffenen Kinder zu minimieren. Eltern und Betreuer sollten auf Anzeichen von Schlafapnoe bei ihren Kindern achten, wie beispielsweise Schnarchen, nächtliches Erwachen, Schlaflosigkeit oder übermäßige Tagesmüdigkeit. Wenn solche Symptome auftreten, sollte ein Arzt oder Schlafmediziner konsultiert werden, um Diagnose und Behandlung sicherzustellen.

Die Behandlung von Schlafapnoe bei Kindern kann je nach Ursache und Schwere der Erkrankung variieren. In sehr vielen Fällen kann eine Adenotonsillektomie (die operative Entfernung von Rachen- und Gaumenmandeln) zur Verbesserung der Atmung beitragen. Bei Kindern mit Übergewicht oder Fettleibigkeit kann eine Gewichtsabnahme durch Ernährungsumstellung und Bewegung ebenfalls eine signifikante Verbesserung der Symptome bewirken. In anderen Fällen können spezielle Geräte, wie eine kontinuierliche Überdrucktherapie (CPAP) oder eine sogenannte Schnarcherschiene zur Behandlung der Schlafapnoe bei Kindern eingesetzt werden.

Auch der Zahnarzt kann in leichten Fällen helfen

Eine weitere Möglichkeit ist der Gang zum Mund-, Kiefer- und Gesichtschirurgen oder zu einem spezialisierten Zahnarzt, jedenfalls dann, wenn nur das Schnarchen zum Problem wird, und wenige Atemaussetzer vorliegen. Manchmal genügt es dann nämlich, die Zunge zwischen den beiden Kiefern in der Nacht fixiert zu halten. Dies erreicht man, indem ein Zahnarzt oder Chirurg einen Abguss von Ober- und Unterkiefer herstellt, die beiden mit einer verstellbaren Schraube verbindet und man am Abend, wenn man ins Bett geht, diese sogenannte Schnarchschiene im Mund einsetzt. Man erreicht dadurch, dass der Mund im Tiefschlaf nicht erschlaffungsbedingt aufgeht, sondern die Kiefer zusammengehalten werden, die Zunge an Platz und Ort bleibt und damit das Zurücksinken der Zunge und die Gefahr eines Atemstillstands vermindert wird. Zu beachten ist allerdings, dass die meisten Krankenkassen solche Schienen nur in besonderen Fällen bezahlen, wenn Masken versagen und die Verordnung von einem Schlafmediziner vorgenommen wird.

Ein Tennisball im Schlafanzug?

Bei manchen Patienten ist die sogenannte Lagetherapie sinnvoll. Was versteht man darunter? Wir haben bereits gesehen, dass eine Schlafapnoe in Rückenlage am problematischsten ist, weil die Zunge dann der Schwerkraft folgend nach hinten fällt und den Schlund blockiert. Liegt man auf der Seite oder auf dem Bauch, ist die Gefahr, dass dies passiert, geringer. Viele Patienten erzählen mir: Da brauchen wir uns ja gar keine Sorgen zu machen, ich schlafe immer auf der Seite. Das mag schon sein, dass diese Patienten auf der Seite einschlafen, vielleicht auch auf der Seite aufwachen, dazwischen aber schlafen sie in allen möglichen Stellungen und sicher auch auf dem Rücken. Wir haben ein Automatikprogramm in unserem Hirn eingebaut, das uns nachts zwingt, immer wieder die Lage zu wechseln. Das soll bezwecken, dass alle Gelenke und Muskeln gleichermaßen beschäftigt und entlastet werden, um sich im Laufe der Nacht gleichmäßig zu erholen. So landen Sie im Laufe der Nacht früher oder später einmal auf dem Rücken.

Allerdings können Sie Ihren Körper sozusagen mit Gewalt daran hindern, sich zu drehen. Hierzu gibt es seit Jahrzehnten bereits vielfache Versuche, angefangen von eingenähten Tennisbällen in Nachthemden bis hin zu Elektroschlägen ihrer Smartwatch, die Sie zu einer Drehung veranlassen sollen. All dies sollte man tunlichst unterlassen. Eingenähte Tennisbälle verrutschen, sind zu hart und schädigen Muskulatur und Gelenke. Elektroschläge erreichen vor allen Dingen, dass der Schlaf noch stärker unterbrochen und zerschlagen wird, als dies durch die Schlafapnoe ohnehin der Fall ist. Damit könnte der Partner besser schlafen als vorher, der Patient leidet aber sicher noch stärker unter Schlafentzug. Das können also keine Lösungen des Problems sein.

Was bei Patienten mit einer leichten bis mittelschwerer Schlafapnoe in der Rückenlage ganz gut funktioniert, sind spezielle Jacken mit einem verdicktem Rückenansatz oder auch ein kleiner Rucksack gefüllt mit etwas Weichem, zum Beispiel einem Kissen, den man vor dem Schlafen überzieht. Es klingt komisch, sich mit einem Rucksack ins Bett zu legen, aber nachts sind alle Katzen grau und Ihr Partner beschäftigt sich, spätestens wenn er eingeschlafen ist, nicht mehr damit, ob Sie nun mit einem Rucksack im Bett liegen oder nicht. Zum anderen zeigt die Erfahrung, dass man sich schnell daran gewöhnt, dass man etwas auf dem Rücken hat. Und der Effekt ist oft bemerkenswert: Dreht sich der Körper auf den Rücken, bemerkt er den unangenehmen Gegendruck des Rucksacks und dreht sich entweder gleich weiter oder wieder zurück. In beiden Fällen bleiben Sie nicht auf dem Rücken liegen, und das ist genau Ihr Ziel.

Allerdings gilt es zu beachten, dass eine solche Lösung in der Regel nicht ein Leben lang Nacht für Nacht durchgehalten wird. Meist ist das auch nicht notwendig, weil der Körper sich ganz gut daran gewöhnt, nicht mehr auf dem Rücken liegen zu dürfen, und sich auch ohne Rucksack an diese Vorgabe hält, wenn man ihn in regelmäßigen Abständen (beispielsweise einmal pro Woche) daran erinnert, also wieder eine Nacht mit Rucksack schläft.
Dies gilt erfahrungsgemäß für etwa 20% der Patienten. Diese Patienten sind sozusagen ›dressierbar‹, sie behalten ein Verhalten bei, auch wenn der Rucksack wegfällt. Man könnte sagen, sie sind lernfähig. Die andere Hälfte lässt sich leider nicht umschulen, sie fällt sofort wieder in die alte Schlaflage, auf den Rücken zurück, sobald der Rucksack abgelegt wird.

Der Klassiker: Die Nasenmaske

Der Königsweg der Behandlung einer Schlafapnoe ist im Moment nach wie vor die Behandlung mit einer Nasen- oder Atemmaske, umgangssprachlich auch Schlafmaske genannt. Ich muss zugeben, der Begriff ist etwas befremdlich. Wer will Nacht für Nacht im Bett liegen und eine Maske tragen müssen? Kann man damit überhaupt schlafen?
Die sogenannte CPAP-Therapie verwendet ein Gerät, das einen konstanten Luftdruck erzeugt, der über eine Nasenmaske, eine Vollgesichtsmaske oder eine Nasenkissenmaske an den Patienten abgegeben wird. Der Luftdruck hilft dabei, die Atemwege offen zu halten und verhindert, dass sie während des Schlafs kollabieren. Dies ermöglicht einen kontinuierlichen und ungehinderten Luftstrom, wodurch die Atmung normalisiert und die Symptome der Schlafapnoe reduziert werden.

Eine Studie von Gay et al. (2006) zeigte, dass die CPAP-Therapie bei Patienten mit OSA (obstruktiver Schlafapnoe) wirksam ist und zu einer signifikanten Verbesserung der Schlafqualität, Verringerung der Tagesmüdigkeit und Verbesserung der Lebensqualität führt.

Früher handelte es sich dabei um große Masken, die über Nase und Mund gingen, unförmig und klobig waren und den jeweiligen Schläfer nicht besonders sexy aussehen ließen. Vielleicht hatten Sie selbst einmal das ›Vergnügen‹ oder kennen noch Bilder dieser ›Ungetüme‹. Die können Sie vergessen, denn für die allermeisten Patienten gibt es heute wesentlich angenehmere Lösung. Moderne Schlafmasken sind filigrane Plastikeinsätze, mit denen die Nase abgedichtet wird und über einen kleinen Verbindungsschlauch mit einem Minikompressor verbunden ist, der die nötige Druckluft herstellt. Auch diese Geräte sind heute außerordentlich verkleinert, zu meinen Assistenzarztzeiten handelte es sich um schrankgroße Geräte, heute sind sie nur so groß wie ein Schuhkarton.
Der Naseneinsatz wird durch ein dünnes Gummiband fixiert. Man zieht das Ganze über, nachdem man sich vom Bettnachbarn verabschiedet und das Licht ausgemacht hat, schläft ein, streift das Gummiband am nächsten Morgen wieder ab, und alles ist gut. Einschalten und herumschalten muss man nichts, die Geräte sind vollautomatisch und in der Lage, über die ganze Nacht hinweg die richtigen Schritte zu unternehmen, um einen erholsamen Schlaf ohne Atempausen sicherzustellen. Die meisten Menschen haben schon in der ersten Nacht kein Problem mit dem Einsatz dieser Geräte, und spätestens nach ein paar Nächten verlieren auch die Übrigen ihre

Berührungsängste. Die allermeisten Patienten berichten, dass sie am Morgen viel agiler und wacher aufgestanden und in den Tag gegangen sind als vorher.

Wie macht die Maske das genau? Zwei kleine Gummistopfen blockieren die Nase dahingehend, dass einströmende Luft nicht mehr über die Nase zurückfließen kann. Diese Art Ventil sorgt dafür, dass sich die Atemluft staut und sich, wenn die Zunge die Atemwege blockiert, zwischen Zunge und Rachenwand hindurchströmt und die Zunge von der Rachenwand abhebt und wie ein Luftkissen Zunge und Rachenwand dauerhaft auseinanderhält. Man kann sich das vorstellen wie einen Tubus aus Luft.

Jeder von Ihnen, der einmal operiert wurde, weiß, wie das funktioniert: Man bekommt einen Plastikschlauch über die Nase oder den Mund eingeführt, der bis in die Luftröhre geht und über den man während des Eingriffs beatmet werden kann. Eine Narkose ist etwas anderes als normaler Schlaf, bei einer Narkose ist das Atemzentrum ausgeschaltet, hier kann die Zunge nach hinten in den Schlund fallen und kein Alarmzentrum sorgt dafür, dass man wieder Luft holt. Deshalb muss bei jeder Operation dafür gesorgt werden, dass die Atemwege offengehalten werden. Nun wäre es theoretisch möglich, eine Schlafapnoe zu behandeln, indem man sich abends vor den Spiegel stellt und einen Gummischlauch durch die Nase bis zum Kehlkopf einfädelt und damit verhindert, dass man nachts Atemaussetzer entwickelt.

Das ist erfreulicherweise nicht nötig, nachdem ein australischer Arzt bereits 1980 die nasale Beatmung mit Überdruck erfunden und beschrieben hat. Die Entwicklung der Maskentherapie für Schlafapnoe, insbesondere der kontinuierlichen positiven Atemwegsdrucktherapie (CPAP-Therapie), wird Dr. Colin Sullivan zugeschrieben. Ein künstlich erzeugtes Luftkissen übernimmt bei der sogenannten CPAP-Therapie die Aufgabe des Plastikrohrs und hält zuverlässig Rachenwand und Zunge auseinander. So erreicht man, dass die Atmung unbeeinträchtigt funktioniert, Schnarchen unterbleibt und vor allen Dingen Atemaussetzer nicht mehr stattfinden.

Wie viel Luft und wie viel Druck erforderlich sind, muss im Schlaflabor austariert werden. In der Regel wird über eine Nacht hinweg mit dem Maskendruck gearbeitet und geprüft, wie viel Druck man wirklich braucht, um eine Beschwerdefreiheit hinsichtlich des Schnarchens, vor allem aber hinsichtlich der Atemaussetzer zu erreichen. Das ist wichtig, da ein zu hoher Druck die Behandlung erschwert, die Maske dann oft undicht wird und sich von der Haut abhebt, wohingegen ein zu niedriger Druck nicht ausreicht, um das Luftkissen zu bilden. Der richtige Druck, die goldene Mitte sozusagen, muss sorgfältig eingestellt werden.

Deshalb ist es auch wichtig, vorhandenes Übergewicht im Rahmen einer schlafmedizinischen Behandlung abzubauen. Für die Frage, wie intensiv eine Maskenbehandlung bei einer Schlafapnoe erfolgen muss, wie viel Luft dabei eingesetzt und wie hoch der erreichte Druck zu wählen ist, spielt das Gewicht eine entscheidende Rolle. Ein normgewichtiger Patient von 70 Kilo bietet technisch wenig Probleme, während ein 140 Kilo schwerer Mann mit wahrscheinlich dickem Hals einen hohen Beatmungsdruck braucht, damit die Maske funktioniert.

Viele Menschen können sich zunächst nicht vorstellen, jemals mit einer Schlafmaske zu schlafen. Ich habe jedoch nur selten Patienten erlebt, die dauerhaft damit nicht zurechtkamen. Die meisten Menschen brauchen zwei, drei Nächte, dann ist die Maske Teil ihres Körpergefühls, und nach einigen Wochen oder Monaten wollen die allermeisten Patienten nicht mehr auf das Gerät verzichten. Ganz einfach, weil damit das Erlebnis, gut ausgeschlafen, vital und belastbar zu sein, verbunden ist. Das kann so weit gehen, dass man ohne Maske nicht mehr schlafen kann. Ein Patient kam einmal in die Praxis und berichtete mir, dass er im Urlaub des Gewichts wegen den Kompressor mit Schlauch zu Hause gelassen, die Maske aber mitgenommen habe, weil er ohne Maske nicht mehr schlafen könne.

Für mich die Tätigkeit als Schlafmediziner eine der schönsten Seiten meines Berufes. Nur bei der Schlafapnoe kann ich sozusagen ›über Nacht‹ das Leben eines Menschen dramatisch positiv verändern. Wenn jemand abgearbeitet, ausgebrannt, zermürbt ins Schlaflabor kommt und mir am nächsten Morgen bei der Visite freudestrahlend ›Guten Morgen‹ sagt, weil er richtig ausgeschlafen hat, macht das Arzt-Sein Spaß.

9.2 Todesfalle Sekundenschlaf

Schläft man beim Lesen der Zeitung oder beim Fernsehen ein, ist das zunächst einmal nicht lebensgefährlich, sondern vielleicht nur einem schlechten Programm geschuldet. Schläft man in einem Gespräch oder bei einer Konferenz ein, wird es schon problematischer. Am gefährlichsten aber ist Sekundenschlaf, wenn man am

Steuer eines Autos sitzt (von Hubschraubern und Flugzeugen ganz zu schweigen). Es ist davon auszugehen, dass etwa 5% aller Verkehrstoten in Deutschland Auf das Konto des tückischen Sekundenschlafs gehen. Tückisch deshalb, weil sich Sekundenschlaf nicht ankündigt, sondern plötzlich auftritt.[17]
Eine typische Situation: Man fährt auf einer Autobahn, die Strecke ist schnurgerade, es ist vielleicht diesig, nebelig oder dunkel, das Gehirn nimmt diese Situation als Hinweis darauf, dass gerade nicht viel passiert, jedenfalls keine körperliche Anstrengung notwendig ist und man deshalb für ein paar Sekunden Tiefschlaf nachholen könnte, der in der vergangenen Nacht gefehlt hat. Man merkt es nicht, die Augen schließen sich für einen Moment, und plötzlich ist man wieder wach und ertappt sich dabei, gerade rechts von der Spur abgekommen zu sein. Man erschrickt, ist aber froh, dass nichts Schlimmeres passiert ist. Wenn man dagegen weniger Glück hat, macht der Straßenverlauf in diesem Moment eine Kurve oder der Vordermann bremst ab. Dann reicht schon ein kurzer Sekundenschlaf, und es kracht.

Es ist nicht nur aus der Perspektive eines Pneumologen unverständlich, warum zum Beispiel Lkw-Fahrer, die Gefahrentransporte lenken, nicht regelmäßig im Rahmen ihrer sonstigen Gesundheitschecks auf die Möglichkeit einer Schlafapnoe untersucht werden. Für andere Risikoberufe gilt diese Forderung natürlich gleichermaßen. Beispielsweise wäre mir nicht wohl, wenn das Kontrollteam eines Atomkraftwerks oder ein Pilot plötzlich Sekundenschlaf entwickeln würde. Auch Lokführer sollten meines Erachtens zumindest dann überprüft werden, wenn sie übergewichtig sind. Erst kürzlich hatte ich einen Lokführer zur Schlafuntersuchung, der regelmäßig auf einer Schnellzugstrecke eingenickt ist! Für diesen Fall ist bei der Bahn wenigstens vorgesorgt, als jeder ICE zentral überwacht wird, was sein Fahrverhalten anbetrifft und im Übrigen ein Lokführer regelmäßig seine Aufmerksamkeit bestätigen muss, um sicherzustellen, dass er nicht plötzlich bewusstlos oder eben sekundenschlafmäßig ausfällt und der Zug führerlos weiterfährt. Eine regelmäßige Vorsorgeuntersuchung zur Feststellung einer Schlafapnoe gibt es allerdings nicht. Dabei wäre es ein leichtes, diese zu erkennen.

Das Schlafapnoe hat eben nichts damit zu tun, dass man nicht ausreichend geschlafen hätte, jedenfalls was die Stundenzahl anbetrifft. Ausschlaggebend ist, dass die Schlafqualität nicht ausreicht, der Schlaf also nicht erholsam genug war.

Die dafür notwendige Untersuchung ist zunächst einmal unkompliziert. Der Schlafmediziner kann die Problematik mit einem kurzen Fragebogen, dem sogenannten ESS (Epworth Schläfrigkeitsskala), ermitteln und damit einen ersten Überblick gewinnen, wie ausgeprägt das Problem ist. Dann wird eine Polygrafie durchgeführt, der Patient bekommt ein kleines Kästchen mit nach Hause, mit dem über Elektroden auf der Brust, am Hals und auf der Brust die Sauerstoffversorgung, die Atmung, das Schnarchen, die Herzfrequenz und die Häufigkeit und Dauer von Atempausen gemessen werden können. Er schläft eine Nacht mit dieser Box und bringt sie am nächsten Tag wieder in die Praxis. Das Gerät enthält einen Chip, der alles aufzeichnet und schnell ausgewertet werden kann.

Schon ist klar, ob tatsächlich eine gefährliche Schlafapnoe vorliegt oder ein normales Schnarchen.
Zeigt sich, dass eine Schlafapnoe vorliegt, ist der nächste Schritt, dass der Patient in ein Schlaflabor eingewiesen wird. Dort kann eine eingehendere Untersuchung erfolgen, beispielsweise unter Einbeziehung eines EEGs (Elektroenzephalogramm), mit dem gemessen werden kann, wie sich die Schlafqualität auf Hirnebene darstellt. Hierzu wird die elektrische Aktivität des Gehirns beziehungsweise deren Schwankungen aufgezeichnet und ausgewertet. Im Schlaflabor kann dann zum Beispiel eine Lagetherapie eingeleitet werden, die wir bereits kennengelernt haben, oder eben der Klassiker: die Nasenmaske.

9.3 Fortschritte in der Behandlung der Schlafapnoe

Einige Beispiele für technologische Fortschritte in der Schlafapnoe-Behandlung sind:

Telemedizin:

Telemedizinische Ansätze ermöglichen es, die Patienten und ihre Behandlung aus der Ferne zu überwachen. Das kann dazu beitragen, die Zugänglichkeit von Schlafmedizinern und Fachärzten zu erhöhen, insbesondere in ländlichen und abgelegenen Gebieten, in denen die fachärztliche Versorgung sich in Zukunft weiter verschlechtern wird.

Wearables und Schlaf-Tracking-Geräte:

Tragbare Schlafüberwachungsgeräte, wie Smartwatches oder Fitness-Tracker, können dazu beitragen, Schlafmuster und -qualität besser zu überwachen und Hinweise für Schlafstörungen zu gewinnen. Diese Geräte können Informationen über die Atmung, Herzfrequenz und Bewegungen während des Schlafs liefern, die bei der Optimierung der Behandlung und beim Monitoring des Therapieerfolgs hilfreich sein können.

Künstliche Intelligenz und maschinelles Lernen:
Durch den Einsatz von künstlicher Intelligenz und maschinellem Lernen können große Mengen an Schlafdaten analysiert werden, um Muster und Zusammenhänge zu erkennen, die sonst möglicherweise übersehen würden. Diese Technologien können dazu beitragen, die Diagnose und Behandlung von Schlafapnoe zu verbessern und personalisierte Therapiepläne zu entwickeln.

Fortschritte in der Therapiegerätetechnologie:
Die Entwicklung von kleineren, leichteren und leiseren Therapiegeräten wie CPAP-Masken und -Geräten kann die Akzeptanz und Compliance der Patienten erhöhen. Darüber hinaus ermöglichen integrierte Sensoren und drahtlose Konnektivität eine Echtzeitüberwachung und Anpassung der Therapie.

In der Zukunft könnten diese und andere technologische Fortschritte dazu beitragen, die Diagnose und Behandlung von Schlafapnoe weiter zu optimieren und Patienten dabei zu unterstützen, ihre Lebensqualität zu verbessern. Eine enge Zusammenarbeit zwischen Wissenschaftlern, Ärzten, Technologieunternehmen und Patienten ist entscheidend, um die besten Lösungen für die Prävention, Diagnose und Behandlung von Schlafapnoe zu entwickeln.

Auch verbesserte chirurgische Lösungen könnten eine Rolle spielen. Beispielsweise gibt es den Versuch, durch eine Art Schrittmacher am Zungenboden die Zunge dazu zu bringen, sich wieder in den Mundraum zurückzuziehen, wenn Schnarchen oder Apnoe-Pausen auftreten. Bislang ist dazu aber eine umfangreiche Operation erforderlich.

Letztendlich sollte das Ziel der Schlafapnoe-Behandlung darin bestehen, die Schlafqualität, die Gesundheit und das Wohlbefinden der Patienten zu verbessern. Durch eine Kombination aus vorbeugenden Maßnahmen, wirksamen Therapieansätzen wie Gewichtsnormalisierung, Schnarchschiene, Lagetherapie oder CPAP-Maske, technologischen Innovationen und einem umfassenden, auf den Patienten abgestimmten Behandlungsplan können die Auswirkungen von Schlafapnoe auf das tägliche Leben der Betroffenen minimiert und das Risiko für mit Schlafapnoe verbundene gesundheitliche Komplikationen verringert werden.

3 Tipps für Patienten mit Schlafapnoe

1. Achten Sie auf regelmäßige Bewegung und eine gesunde Ernährung und redizieren Sie - wenn nötig, Ihr Gewicht.
2. Schlafen Sie möglichst auf der Seite. Durch das Schlafen auf dem Rücken können die Atemwege durch die Schwerkraft blockiert und die Symptome der Schlafapnoe verschlimmern werden.
3. Vermeiden Sie Alkohol und Schlafmittel. Diese Substanzen entspannen sich die Muskeln in Ihrem Hals, was dazu führen kann, dass die Atemwege während des Schlafs blockiert werden.

10. COVID-19, Post-COVID, Long-COVID

Die enormen, weiter anhaltenden Belastungen seit 2020 durch COVID 19 und hieraus entstehende Folgeerkrankungen rechtfertigen es, diesem Virus ein eigenes Kapitel zu widmen. Wir wissen zudem nicht, ob nicht doch in den nächsten Jahren neuerliche Probleme durch diesen Virus oder andere, vielleicht sogar noch gefährlichere Erreger auf uns zukommen werden.

Ausgehend von der chinesischen Industriemetropole Wuhan hat sich das sogenannte Corona-Virus oder SARS-CoV-2 in Windeseile zunächst über einige asiatische Staaten nach Europa weiterverbreitet. Dort führte es insbesondere in Italien, später Spanien und schließlich vielen europäischen Ländern zu enormen Problemen, bis es in die USA und schließlich weitere Kontinente übergesprungen ist.
Die Pandemie erschütterte nicht nur unser Gesundheitssystem, sondern auch die gesamte Wirtschaft. Selbst hoch industrialisierte Länder wie Deutschland oder die Vereinigten Staaten kamen an ihre Belastungsgrenzen.
Besonders verheerend wirkte sich aus, dass anfangs nicht genügend Schutzanzüge, Schutzmasken, Handschuhe, Intensivbetten und nicht zuletzt Ärzte sowie Pflegepersonal vorhanden waren. Das Virus hat uns weitgehend unvorbereitet erwischt. Dabei hatten schon die ersten

Bilder, die aus Wuhan eintrafen, klargemacht, dass das Ausmaß dieser Pandemie dramatischer würde als selbst ausgeprägte Influenza-Wellen, wie die des Jahres 2018. Auch die sogenannte Vogelgrippe oder die Schweinegrippe haben viele Opfer gefordert, doch nur die berühmt-berüchtigte Spanische Grippe, die zwischen 1918 und 1920 hauptsächlich in Europa und Amerika wütete, kann wohl zum Vergleich mit der weltumfassenden COVID-19-Pandemie herangezogen werden.

Zum jetzigen Zeitpunkt (Sommer 2023) ist nicht klar, wie dauerhaft wir den neuen Erreger wirklich unter Kontrolle bringen können. Er wird uns möglicherweise in Zukunft, ähnlich wie die Influenza, weiter begleiten. Dann nämlich, wenn es zwar gelingt, einen wirksamen Impfstoff zu entwickeln, dieser aber ähnlich wie bei Influenza jährlich angepasst werden muss. Unter Umständen entwickelt sich COVID-19 zu einem nur begrenzt gefährlich saisonalen Erkältungsvirus, der endemisch immer wieder auftritt, auch schwere Verläufe nehmen kann, aber nicht mehr das tödliche Potenzial der ersten Corona-Wellen besitzt.

Gegen Viren helfen keine Antibiotika

Gegen Viruserkrankungen haben wir zumindest bislang, - außer - Impfungen keine wirksamen Waffen in der Hand. Es besteht Hoffnung, dass in Anbetracht großer Forschungsbudgets mittelfristig Medikamente gefunden werden, langfristig Virus-Infektionen zu besiegen. Das wäre bei Erregern von Bedeutung, bei denen es nicht gelingt, durch Impfungen das Problem schnell in den Griff zu bekommen. Wenn Impfungen verfügbar sind,

dann gilt es, diese Möglichkeit so intensiv wie möglich präventiv zu nutzen.
Wir haben es beispielsweise kaum je geschafft, bei der Influenza die Impfquote auf nennenswert höhere Quoten als 50% zu bringen. Das heißt, nur jeder Zweite hat die Chance genutzt, dieser potenziell schwerwiegenden, mitunter tödlichen Erkrankung durch eine Impfung zu begegnen. Ähnliches gilt auch für COVID-19. Hier liegt die Impfquote bei gerade einmal 76,4% (Stand 3/2023).

Im ersten Jahr der flächendeckenden COVID-19-Endemie stellte sich die Situation sehr gefährlich dar. Bei etwa 80% der Menschen kam es nur zu einer grippeartigen Symptomatik mit Husten, Fieber, Geschmacksstörungen, auch Durchfall, aber eher leichten Symptomen.
Etwa 15% der Patienten erkrankten ernsthaft, sie entwickelten hohes Fieber und starken Husten. Mitunter waren Organsysteme wie Lunge, Herz und andere von der Viruserkrankung betroffen, bis hin zu einer Virustypischen Form der Lungenentzündung.
Bei wenigen Patienten (ca. 5 Prozent) ging dies so weit, dass die Lungenentzündung zu einem oft beängstigend schnell sich entwickelnden Sauerstoffmangel führte. Der machte es erforderlich, den Patienten in ein künstliches Koma zu versetzen und über Tage, manchmal Wochen, mit hohen Sauerstoffraten künstlich am Leben zu halten. Die Atmung verflacht, der Körper kann nicht mehr genügend Sauerstoff aufnehmen und auf der anderen Seite das Kohlendioxid nicht aus dem Körper über die geschädigte Lunge herausbekommen. Es kommt zu einem Zusammenbruch der Körperfunktionen.

10.1 Wer ist besonders gefährdet?

Das Risiko einer möglichen Infektion mit einem Virus ist für Risikopersonen und Lungengesunde gleich. Das Risiko Komplikationen zu entwickeln, beatmet werden zu müssen und im schlimmsten Fall die Erkrankung nicht zu überleben, ist für Menschen mit fortgeschrittener COPD, Lungenkrebs oder einer Lungenfibrose deutlich höher als für gesunde Menschen im gleichen Alter. Patienten mit bestimmten chronischen Lungenerkrankung müssen grundsätzlich bei einer zusätzlichen akuten Atemwegs-Infektion besonders überwacht werden.

Menschen mit Asthma haben kein erhöhtes Risiko, an einer schwerwiegenden Komplikation einer Virusinfektion also beispielsweise COVID-19 zu erkranken. Jedenfalls dann, wenn noch keine dauerhaften Schäden an der Lunge entstanden sind und das Asthma gut unter Kontrolle ist. Alle bisher bekannten Daten, auch aus anderen vergleichbaren Virus-Pandemien, zeigen deutlich, dass beispielsweise ein allergisches Asthma, das gut unter Kontrolle ist, bei dem die Belüftung der Lunge normal funktioniert und auch die ›Müllabfuhr‹ ganze Arbeit leistet, kein höheres Risiko für die Entwicklung einer Virus-Pneumonie darstellt als für einen lungengesunden Menschen.

Allerdings gilt für alle Erkrankungen der Lunge, dass Verluste an Lungengewebe, die zu weniger Lungenleistung führen, für sich zum Problem werden können, wenn das restliche Lungengewebe sich entzündet und sich vorübergehend der Gasaustausch noch mehr reduziert. Während eine gesunde Lunge ein Überschussorgan ist, dass viele Reserven vorhält, fehlen diese, wenn, aus welchem Grund auch immer, Lungengewebe vorab geschädigt wurde.

10.2 Was passiert bei einer Virus-Infektion?

Unter Gasaustausch verstehen wir, dass der Körper über das Kanalsystem der Bronchien Luft zu den Lungenbläschen befördert und aus der Luft Sauerstoff über die dünne Membran der Lungenbläschen ins Blut übertritt. Auf der anderen Seite wandert das verbrauchte Gas, sprich Kohlendioxid, aus dem Blut zurück in die Lungenbläschen. Dort wird es wieder in die Umgebungsluft abgegeben. Dieser Prozess funktioniert in einer unglaublichen Präzision und Funktionalität, aber nur, wenn genügend Lungenbläschen zur Verfügung stehen und auch die Wand der Lungenbläschen den Transport von Sauerstoff bzw. CO_2 ausreichend ermöglicht.

Das Problem bei einer Lungenentzündung durch Viren ist, dass sich die Erreger vor allem im Lungengewebe, also zwischen den Lungenbläschen und den Bronchien vermehren. Es kommt zu einer Entzündungsreaktion mit entsprechenden Schwellungen und Flüssigkeitsansammlungen und dabei wird auch die Wand der Lungenbläschen mit einbezogen. Das Ergebnis ist, dass die Wand sich verdickt und der Übertritt von Sauerstoff ins Blut massiv behindert wird.

Eine Lunge, die in einem größeren Umfang durch die Virus-Infektion lahmgelegt wird, ist nicht mehr in der Lage, ausreichend Sauerstoff zu liefern. Das erfordert schnell die zusätzliche Gabe von Sauerstoff und kann dazu führen, dass über eine Beatmungsmaschine zusätzlich mit Druck Sauerstoff in das erkrankte Organ eingeschleust werden muss. Manchmal lässt sich auch dadurch kein ausreichender Effekt mehr erzielen. Dann muss man für längere Zeit Blut außerhalb des Körpers mit Sauerstoff anreichern, dem Körper dann wieder

zuführen und komplett die Funktion der Lunge durch eine Maschine ersetzen. Die Behandlung ist nur für eine begrenzte Zeit möglich und erfordert einen immensen Aufwand an Technik und Betreuung.
Ist aber genügend gesundes Lungengewebe vorhanden und funktioniert die sogenannte Atempumpe, also unser Zwerchfell und die Atemhilfsmuskulatur, ausreichend, wird man erstaunlich gut selbst mit einer schweren Lungenentzündung fertig, bis der Körper den Entzündungsprozess wieder unter Kontrolle hat.

Asthmatiker können aufatmen

Die etwa 4 bis 8 Millionen Asthmatiker in der Bundesrepublik haben meist eine normale Lunge. Nur in Phasen, in denen sie Stoffe einatmen, auf die sie allergisch sind, geht es ihnen schlechter, weil sich die Bronchien verengen und die Schleimhäute in den Bronchien anschwellen. Wird dies behandelt oder verschwindet das Allergen wieder, bleiben zumindest in frühen Stadien dieser Erkrankung keine dauerhaften Schäden am Lungengewebe zurück.
Wir können also festhalten, dass die meisten Asthmatiker von ihrer Lunge her keine Sorge haben müssen, unter einer Virus-Infektion besonders stark zu leiden.

Probleme tauchen auf, wenn die Lunge nicht gut unter Kontrolle ist. Das lässt sich besonders bei Pollenallergikern beobachten, weil diese zeitlich begrenzt zu einem bestimmten Zeitpunkt, nämlich der Baum- oder Gräserblüte, von Tag zu Tag immer stärkere Beschwerden entwickeln. Das geht so weit, dass man schlecht Luft bekommt und durch die Schwellung der Schleimhäute die normalen Abwehrvorgänge in den Bronchien behindert

werden. In Phasen einer Infektionswelle bekommt man damit über das zunehmende Asthma hinaus ein weiteres Problem.
In manchen Fällen bleibt das Virus im Bereich der oberen Atemwege, verursacht verhältnismäßig wenig Beschwerden und verschwindet nach einer Zeit wieder. Bei anderen Menschen wandert es jedoch in die Tiefe und führt dort zu Komplikationen, wie beispielsweise einer Viruspneumonie. Warum ist das so?

10.3 Ein gesundes Atmungorgan senkt das Risiko

Es scheint, als würden Bronchien, die gut belüftet sind und deren Entsorgung problemlos funktioniert, das Virus eher daran zu hindern, nach unten zu wandern und sich im Lungengewebe einzunisten, als wenn dies nicht der Fall ist. Wir wissen nicht sicher, welche Abläufe hier eine Rolle spielen.
Vieles deutet darauf hin, dass eine intakte Schleimhaut dem Virus mehr Widerstand leistet als eine Schleimhaut, die in ihrer Funktionsfähigkeit beeinträchtigt ist.
Sie kennen ja schon die Struktur unserer Bronchien. Während um den Bronchus herum Muskelfasern die Weite der Bronchien regulieren können, ist die Innenschicht mit einer Schleimhaut ausgekleidet. Sie enthält Schleimzellen und sogenannte Flimmerhärchen, die ununterbrochen von unten nach oben schlagen. Dabei greifen sie in den Schleim hinein, der um sie herum produziert wird. Wie ein Förderband transportieren sie ihn langsam nach oben und im Schleim alles, was wir im Laufe der Zeit einatmen: Dreckpartikel, Staubkörnchen, Bakterien, Pollen oder eben Viren. All dies bleibt im klebrigen Schleim

hängen und wird von Tausenden und Abertausenden von Flimmerhärchen in periodischen Wellenbewegungen gleichmäßig nach oben gebracht. Nach oben heißt in diesem Fall, dass vom tiefsten Punkt der Lunge, unmittelbar über dem Zwerchfell bis nach oben zum Rachen und zum Kehlkopf etwa 50 cm Wegstrecke zurückgelegt werden. In aller Regel gegen die Schwerkraft, jedenfalls, wenn wir sitzen oder stehen.

Nur nachts haben es die Flimmerhärchen leichter, Schleim und Partikel aus der Lunge herauszuschaffen, da wir mehr oder weniger waagerecht im Bett liegen.

Bei Menschen mit einem ungenügend behandelten Asthma ist die Schleimhaut verdickt und der Schleim oft zäh und klebrig. Insgesamt ist die Transportfähigkeit des Bronchialsystems damit deutlich reduziert. Für Viren und Bakterien ist diese Situation eine Chance, den Weg nach unten zu finden, die Abwehrmöglichkeiten des Körpers zu umgehen und sich dort einzunisten, wo wir sie am wenigsten brauchen können, im Lungengewebe selbst.

Es ist daher wichtig, dass wir in Phasen einer Virus-Pandemie, wie jedes Jahr im Winter bei der Influenza, oder wie sie uns in dramatischer Weise durch das COVID-19-Virus begegnet, darauf achten, dass die Bronchien optimal funktionieren. Nur wenn sie ihre Abwehr- und Entsorgungsfunktion hundertprozentig wahrnehmen können, bekommen Viren wenig Chancen, sich in der Tiefe festzusetzen.

10.4 Cortison-Tabletten?

Für Patienten mit Asthma und COPD gilt, dass Cortison Tabletten selten dauerhaft erforderlich sind. Wenn überhaupt, finden diese Medikamente Verwendung in sogenannten Notfall-Plänen. Beispielsweise bei einem massiven Allergenkontakt mit Pollen, Tierhaaren oder Milben kann es notwendig sein, vorübergehend für kurze Zeit Cortison-Tabletten einzusetzen. Das ist dann problemarm möglich, wenn die Einnahmedauer einen Zeitraum von 1 bis maximal 2 Wochen nicht überschreitet und nach anfänglich hoher Dosierung die Medikamente in rasch abnehmender Dosierung eingesetzt werden. Erfahrungsgemäß sind bei diesem Vorgehen Probleme mit der Abwehrbereitschaft des Körpers nicht zu erwarten. Im Gegenteil gilt, dass bei ausgeprägter Atemnot, ausgelöst durch stark angeschwollene Schleimhäute, nicht nur die Belüftung der Lunge, sondern auch die ›Müllabfuhr‹ behindert ist.

Inhalative Medikamente wirken dann nicht mehr oder nur in geringem Umfang, weil sie nicht mehr in die Tiefe kommen. In dieser Situation ist es notwendig und auch hinsichtlich einer Virus-Infektion von Vorteil, wenn die normale Funktion der Bronchien so schnell wie möglich wiederhergestellt und dann durch inhalative Medikamente gesichert wird.

Im Notfall nutzen Sie bitte den Notfallplan, den Sie erhalten haben, so dass ein Asthma- oder COPD-Schub nicht dazu führt, dass Sie stationär aufgenommen werden müssen. Das Schlechteste, was passieren kann, ist, dass in Zeiten einer Virus-Endemie Patienten mit einem entgleisten Asthma in der Notaufnahme mit weiteren ansteckenden Patienten zusammentreffen.

COPD und Virusinfektionen

Viele Patienten mit COPD machen sich in Virus-Zeiten große Sorgen, akut zu erkranken. Das ist berechtigt. Je

nach Schweregrad der COPD stehen dem Körper nur geringe Reserven zur Verfügung, um eine akute Verschlechterung abfangen zu können. Gerne verwende ich in der Sprechstunde den Satz:
›Sie haben nur noch wenig Wasser unter dem Kiel. Ein ordentlicher Felsbrocken kann dazu führen, dass Ihr Boot aufläuft. Wir müssen daher alles tun, dass Sie mehr Wasser unter den Kiel bekommen oder Schadstoff-Ballast loswerden.‹
Auch hier gilt: Das Wichtigste ist, die Bronchien so gut offen zu halten, wie nur möglich. In Infekt-Zeiten ist es nicht sinnvoll, auszutesten, mit wie wenig Medikamenten man zurechtkommt oder ob man nicht statt zweimal nur einmal seine Inhalationsmedikamente nimmt. Jetzt kommt es darauf an, alle Möglichkeiten zur Stabilisierung von Bronchien und Lunge konsequent zu nutzen.

Lassen Sie sich impfen!

Für Patienten mit chronischen Atemwegserkrankungen ist es besonders wichtig, dass sie umfassend geimpft sind, sowohl gegen Influenza und COVID-19, als auch gegen Pneumokokken. Pneumokokken spielen bei chronischen Lungen- bzw. Herzerkrankungen eine große Rolle und können schwere, schlecht beherrschbare Lungenentzündungen auslösen. Darüber hinaus passiert es nicht selten, dass Pneumokokken als Nutznießer einer Virus-Infektion auftreten. Das heißt, sie befallen die akut bereits geschädigte und notleidende Lunge zusätzlich und stellen damit den Körper vor eine unlösbare Aufgabe.
Deswegen ist es sinnvoll, den Vorgaben des Robert-Koch-Instituts zu folgen und Menschen über 60 Jahren mit einer chronischen Atemwegserkrankung und/oder

einer Herzinsuffizienz gegen Pneumokokken zu impfen. Diese Impfung muss nur alle paar Jahre wiederholt werden. Darüber hinaus befindet sich ein neuer Impfstoff in der Zulassung, der voraussichtlich nur einmal im Leben gegeben werden muss.

Hygiene und Abstandregeln in Infektzeiten

Wir haben in Corona-Zeiten gelernt, dass die Beachtung von Hygiene-Regeln und das Tragen von Mund-Nase-Masken nicht nur die Gefahr einer Coronainfektion reduziert haben, sondern auch eine Reihe anderer Atemwegsinfektionen deutlich seltener aufgetreten sind. In vielen, insbesondere asiatischen Staaten ist es schon lange üblich, in Infektzeiten Masken einzusetzen. Aus diesen Erfahrungen können wir lernen, dass vor allem Menschen mit fortgeschrittenen Lungenerkrankungen oder anderen Erkrankungen, die mit einer herabgesetzten Abwehr einher gehen, in Infektzeiten sich mit einer Maske und einfachen Hygieneregeln effektiv schützen können.

10.5 Post-COVID, Long-COVID und kein Ende?

COVID-19 stellt nicht nur eine akute Erkrankung dar, sondern kann auch Langzeiteffekte entwickeln, die als Long-COVID oder Post-COVID-Syndrom bezeichnet werden.

Long-COVID bezeichnet eine Reihe von Symptomen, die länger als 4 Wochen nach der ursprünglichen Infektion anhalten, auch bei Menschen, die ursprünglich nur mild erkrankt waren. Diese Symptome können eine Vielzahl von Systemen im Körper betreffen, einschließlich der

Lungen, des Herzens, des Nervensystems und des Verdauungssystems. Zu den häufigsten Symptomen gehören Müdigkeit, Atemnot, ›Gehirnnebel‹ (Probleme mit Konzentration und Gedächtnis), Schmerzen und Schlafstörungen. Die Symptome können sich mit der Zeit ändern und von leicht bis schwer reichen.

Der Begriff Post-COVID-Syndrom hingegen wird verwendet, um anhaltende gesundheitliche Probleme zu beschreiben, die 12 Wochen oder länger nach der Akutinfektion anhalten und nicht durch eine andere Diagnose erklärt werden können. Post-COVID-Syndrom kann als Untergruppe von Long-COVID betrachtet werden und beinhaltet oft schwerere oder chronische Gesundheitsprobleme.

Es ist wichtig zu beachten, dass die Definitionen und Kriterien für das Post-COVID-Syndrom noch in Entwicklung sind und von verschiedenen Gesundheitsorganisationen unterschiedlich interpretiert werden können.

Es wird geschätzt, dass etwa 10-20% der Menschen, die sich mit COVID-19 infizieren, an Long-COVID erkranken.[18] Das bedeutet, dass Millionen von Menschen weltweit von diesem Syndrom betroffen sein dürften. In den meisten Fällen normalisiert sich die Situation dieser Patienten wieder, es kann allerdings Monate in Anspruch nehmen. Möglich sind auch dauerhafte Schäden an Lunge, Herz, Nieren und anderen Organen. Zudem kann sich das Risiko für langfristige Gesundheitsprobleme wie Herzerkrankungen, Diabetes und andere chronische Krankheiten erhöhen.

Aber warum entwickeln einige Menschen Long-COVID oder das Post-COVID-Syndrom und andere nicht? Die

Wissenschaft hat noch nicht alle Antworten auf diese Frage, aber es gibt Faktoren, die das Risiko erhöhen könnten. Dazu gehören das Alter, Vorerkrankungen, der Schweregrad der ursprünglichen COVID-19-Erkrankung und möglicherweise genetische Faktoren.
Menschen, die ein Post-COVID-Syndrom durchleben, berichten häufig über Atemprobleme, die sich durch anhaltende Symptome wie Kurzatmigkeit (Dyspnoe), Brustschmerzen, Husten und eine verminderte körperliche Ausdauer aufgrund von Atemproblemen äußern.
Bei schweren Fällen von COVID-19 kann das Virus direkten Schaden an den Lungen anrichten, was zu einer schweren Lungenentzündung, zu einem akutem Atemnotsyndrom (ARDS) und in einigen Fällen zu langfristigen Veränderungen wie Lungenfibrose führen kann. Diese Bedingungen können die Lungenfunktion langfristig beeinträchtigen und chronische Atemnot bedingen. Deswegen ist es wichtig, bei entsprechenden Beschwerden die Lunge fachärztlich abzuklären.
Bei Patienten, die ein Lungenversagen während der akuten COVID-19-Erkrankung entwickelt haben, können sich Symptome wie Atemnot und verminderte körperliche Leistungsfähigkeit für Monate oder Jahre nach der Erkrankung fortsetzen.
Manche Patienten erleiden während der akuten Infektion Thrombosen oder Lungenembolien, auch dies kann zu einer anhaltenden Einschränkung der körperlichen Leistungsfähigkeit führen.

Ein Teil dieser Probleme lässt sich medikamentös verbessern, manche Beschwerden sind aber eher im Sinne einer dysfunktionalen Atmung oder ›Angstatmung‹ zu bewerten und hier bietet die Atemtherapie einen erfolgversprechenden Therapieansatz. Das gleiche gilt für Patienten mit Post-COVID-Syndrom, bei denen sich keine Funktionseinbußen an der Lunge nachweisen lassen, die aber dennoch unter teils erheblichen Atembeschwerden vor allem unter Belastung leiden.

Die Atemtherapie konzentriert sich auf Übungen und Techniken zur Verbesserung der Lungenfunktion, zur Stärkung der Atemmuskulatur und zur Verbesserung der allgemeinen körperlichen Ausdauer. Atemübungen können helfen, das Lungenvolumen zu erhöhen, die Sauerstoffaufnahme zu verbessern und die Atemmuskulatur zu stärken. Dies kann dazu beitragen, Atemnot zu reduzieren und die Fähigkeit zur körperlichen Aktivität zu erhöhen. Zudem kann die Atemtherapie helfen, die Kontrolle über die Atmung wiederzuerlangen und das Gefühl der Atemnot zu verringern. Durch die Verbesserung der Kontrolle und Effizienz der Atmung können die Patienten lernen, ihre Atmung besser zu bewältigen, was zu einer Verringerung der Angst und der Atemnot beiträgt.

Studien deuten darauf hin, dass Atemphysiotherapie effektiv bei der Verbesserung der Lungenfunktion und der körperlichen Leistungsfähigkeit bei COVID-19-Patienten sein kann. So konnte gezeigt werden, dass eine dreiwöchige Atemphysiotherapie bei Patienten mit Post-COVID-Syndrom die Lungenfunktion, die körperliche Leistungsfähigkeit und die Lebensqualität verbessert.[19]

11. Lungen-Funktionstests: Die Lunge auf dem Prüfstand

Für den Arzt gibt es eine ganze Reihe von Möglichkeiten, die Leistungsfähigkeit der Lunge zu testen. Die bekannteste ist die Bestimmung der Lungenfunktion. Mit der Messung der Lungenfunktion kann der Lungenspezialist genau feststellen, wie es um die Bronchien und die Lunge bestellt ist. Dabei hat er die unterschiedlichsten Möglichkeiten.

Er kann einen Test machen, bei dem der Patient möglichst schnell die Luft ausatmet, wodurch die Weite der Bronchien gemessen werden kann. Das Ergebnis kann danach weiter präzisiert werden. Bei verengten Bronchien beispielsweise, indem ein bronchienerweiterndes Spray gegeben und das Ergebnis erneut gemessen und verglichen wird. Wenn der Verdacht auf Asthma besteht, die Bronchien aber normal weit zu sein scheinen, kann der Test mit einem Medikament wiederholt werden, das im Falle von Asthma die Atemwege verengen würde und damit eine latente, im Moment beschwerdefreie Asthmaerkrankung offenlegt.

In anderen Fällen geht es um die Funktion der Lungenbläschen. Bei diesem Test atmet der Patient oder die Patientin möglichst tief ein und aus. Diese Untersuchungen können in vielen allgemeinärztlichen, internistischen oder kinderärztlichen Praxen durchgeführt werden.

Das wichtigste Untersuchungsinstrument für die pneumologische Praxis ist der sogenannte Bodyplethysmograph. Jeder Patient, der erstmals eine lungenärztliche Praxis betritt, macht beim Anblick dieses Gerätes zunächst einmal große Augen. Das Teil sieht aus wie eine große Telefonzelle und muss bei einem Teil der Untersuchung für einen Moment luftdicht geschlossen werden.
Als ich im Rahmen meiner Ausbildung zu Beginn der achtziger Jahre erstmals ein solches Gerät gesehen habe, habe auch ich große Augen gemacht. Das Teil sah aus wie ein U-Boot mit einem kleinen Sichtloch und wäre für Patienten mit Platzangst vermutlich nicht benutzbar gewesen. Dank moderner Technologien besteht die Untersuchungskabine heutzutage aus Glas, lässt sich jederzeit von innen öffnen, und der Untersuchungsgang dauert nur noch wenige Sekunden. Warum dann dieser Aufwand? Warum genügt es nicht, einfach in ein Messrohr hineinzublasen wie beim Hausarzt?

Von Gipfelfluss bis zum Totraum – jede Menge Tests

In der Tat braucht es den Bodyplethysmografen nicht bei jeder Untersuchung. Bei einer einfachen Lungenfunktionsuntersuchung geht es darum, wie schnell die Luft durch die Bronchien hindurchfließt und wie viel Luft man in der ersten Sekunde nach Beginn der Ausatmung mobilisieren kann. Das ist der sogenannte FEV1-Wert, auch Einsekundenkapazität genannt.
Auf dieselbe Weise lässt sich die Vitalkapazität messen, ein Wert, der besagt, wie viel Luft insgesamt in der Lunge vorgehalten werden kann. Der sogenannte PEF-Wert wiederum ist uns bereits als ein wichtiger Verlaufswert bei der Asthmakontrolle begegnet. Darunter versteht

man die Luftgeschwindigkeit, die man bei maximaler Ausatmung erreichen kann. Er wird daher auch Gipfelfluss genannt. Damit kann man relevante Aussagen zur Leistungsfähigkeit von Bronchien und Lunge treffen.

Was bei all diesen Messungen fehlt, ist der Teil der Lungenfunktion, den wir nicht beeinflussen können. Der Teil der Luft, der in der Tiefe unserer Lunge zurückbleibt, wenn wir mit aller Kraft alles ausgeatmet haben.
»Wie bitte, dann bleibt in der Lunge etwas zurück?«, fragen mich viele Patienten erstaunt.
Ja, natürlich, es bleibt sogar eine ganze Menge Luft am Ende der Ausatmung in der Lunge zurück. Schließlich können wir die Lunge nicht ausdrücken wie eine Zitrone. Wenn wir ausgeatmet haben, sind je nach Größe, Alter und Geschlecht zwischen zwei und vier Liter Luft in den Bronchien und Lungenbläschen vorhanden. Bei bestimmten Erkrankungen noch viel mehr. Wir sprechen dann von einem vergrößerten Totraum der Lunge oder einem erhöhtem Residualvolumen.

Was besagt der Begriff ›Totraum‹?
Der Totraum der Lunge ist der Teil des Lungenvolumens, den man nicht mehr mobilisieren kann, der am Ende der Ausatmung übrig bleibt. Der Teil also, der gewissermaßen den toten Winkel der Lunge darstellt, an den man normalerweise nicht herankommt. Diesen Totraum kann man mit der normalen Lungenfunktion nicht messen. Die Messung ist allerdings überaus wichtig, denn bei vielen Erkrankungen der Lunge vergrößert sich dieser Anteil zunehmend und nimmt dann entsprechend der Lunge verfügbares Lungenvolumen weg. Das ist der Fall bei

einem Lungenemphysem, was früher auch ›Bläh-Lunge‹ nannte.
Verursacht wird der zunehmende Totraum der Lunge dadurch, dass normale Lungenbläschen kaputtgehen, mehrere Lungenbläschen dann oft zusammenwachsen und am Schluss aus dem filigranen, weintraubenförmigen Lungenbläschen große, funktionslose Strukturen werden. In diesen bleibt zwar Luft zurück, diese Luft nimmt aber am Gasaustausch nicht mehr teil, sondern füllt den Raum nutzlos aus, deshalb wohl auch der Name ›Bläh-Lungen‹.

Alle mit einer Atemwegsverengung einhergehenden Erkrankungen (Asthma und COPD) können über kurz oder lang dazu führen, dass dieser Prozess voranschreitet, das verfügbare Lungenvolumen zunehmend reduziert und durch Totraum ersetzt wird. Dieser Prozess ist praktisch unumkehrbar, irreversibel in der Sprache der Mediziner. Er schreitet immer dann voran, wenn Bronchien verengt sind, Luft zwar eingeatmet, aber nur unter besonderer Anstrengung ausgeatmet oder aus der Lunge herausgepresst werden muss, wodurch die Lungenbläschen überdehnt werden, platzen und letztendlich zu Totraum werden.
Um das messen zu können, benötigt man einen hohen technischen Aufwand, den in der Regel nur eine pneumologische Praxis vorhält. Das ist der Zeitpunkt, an dem besagte bodyplethysmographische Messkammer ins Spiel kommt. Ohne sie ist die Messung von Totraum nicht möglich.

<u>Kohlenmonoxid zur Spurensuche</u>

Die Messung der Diffusionskapazität, mit der die Leistungsfähigkeit der Lungenbläschen gemessen werden

kann, gehört zum ›Arsenal‹ des Lungenfacharztes. Was hilft es, wenn die Luft problemlos durch die Bronchien in die Tiefe gelangt, dann der Gasaustausch von Sauerstoff aus der Lunge ins Blut und Kohlendioxid aus dem Blut in die Lungenbläschen nicht funktioniert. Dieser entscheidende Prozess spielt sich an den nur Bruchteile eines Millimeters dünnen Lungenbläschen ab, die beispielsweise bei einer Lungenentzündung oder einer Lungenfibrose eingeschränkt funktionieren.
Um die Leistungsfähigkeit dieser Membranen beurteilen zu können, gibt man dem Probanden ein Gemisch aus Sauerstoff und Kohlenmonoxid zum Atmen. Man macht sich dabei die Tatsache zunutze, dass Kohlenmonoxid von den roten Blutkörperchen praktisch vollständig und schneller als Sauerstoff aufgenommen wird. Weiß man vorab, wie viel Kohlenmonoxid in der Einatemluft enthalten war, und misst man, wie viel bei der Ausatmung noch in der Luft enthalten ist, kann man die Kapazität für Kohlenmonoxid angeben. Damit lässt sich annäherungsweise die Kapazität für Sauerstoff berechnen, die für den Transport an dem Lungenbläschen zur Verfügung steht. Einfach gesagt: Wird das gesamte Kohlenmonoxid vom Blut aufgenommen, funktioniert die Membran für den Gasaustausch gut, kommt Kohlenmonoxid in der Ausatemluft zurück, dann funktioniert die Membran nicht einwandfrei, und der Grund muss abgeklärt werden.

Dass Kohlenmonoxid mit hoher Priorität von den roten Blutkörperchen im Körper aufgesaugt wird, gilt natürlich nicht nur bei der Untersuchung der Diffusionskapazität, sondern auch im Alltag. Deshalb hat das Einatmen von Kohlenmonoxid in größeren Mengen oft tödliche Folgen.

Wenn der Körper sowohl Kohlenmonoxid als auch Sauerstoff angeboten bekommt, entscheiden sich die roten Blutkörperchen für das Kohlenmonoxid, das noch dazu besonders lange und intensiv an den roten Blutkörperchen gebunden bleibt. Diese bleiben für Stunden ›besetzt‹ und nehmen keinen Sauerstoff mehr auf.

Kohlenmonoxid entsteht bei allen Verbrennungsprozessen, beispielsweise auch beim Rauchen von Zigaretten. Wer zwanzig Zigaretten am Tag raucht, bewegt sich fast an der Grenze zur chronischen Kohlenmonoxidvergiftung. Ein Großteil seiner roten Blutkörperchen ist dauerhaft durch Kohlenmonoxid blockiert und steht für den Sauerstofftransport nicht mehr zur Verfügung.

Deswegen ist es ein Irrtum, zu glauben, dass man durch das Rauchen von Zigaretten sein Hirn leistungsfähiger machen oder beispielsweise seine Konzentration beim Autofahren verbessern könne. Das Gegenteil ist der Fall: Zwar hat Nikotin in der Tat eine wach machende, anregende Wirkung, doch der Sauerstoffgehalt, den das Gehirn dringend für seine Tätigkeit benötigt, nimmt durch das Rauchen nachhaltig ab. Das Kohlenmonoxid schnappt den Sauerstoffmolekülen die Transportgelegenheit vor der Nase weg.

Wie kann ich meine Lunge testen?

Ist eine Diagnose gestellt, dann sind für den weiteren Verlauf nicht nur Nachkontrollen in der Arztpraxis erforderlich, sondern auch einfache Verlaufskontrollen durch den Patienten selbst. Für Verlaufskontrollen gibt es Tests, an denen man die Entwicklung der Erkrankung verfolgen und das weitere Vorgehen besser planen kann. Solche Verlaufskontrollen gibt es sowohl für Asthma als auch für die COPD. Der COPD-Test misst den sogenannten CAT-Wert. CAT steht für ›COPD Assessment‹ Test und kann online ausgefüllt werden (unter: www.catestonline.org/english/index_German.htm). In diesem Test wird eine Reihe von Fragen gestellt, die um das Thema Atemnot kreisen, um festzustellen, wie gut die Lungenleistung und die körperliche und psychisch-seelische Belastbarkeit insgesamt sind.

Für uns Ärzte ist dies ein wichtiger Baustein, um uns einen Überblick über das Gesamtkrankheitsbild zu erhalten. In unserer Praxis ist dieser Test ein Bestandteil des Anamnesebogens, das heißt, ein Patient mit bekannter COPD füllt den Test mit seinen zehn Fragen bei jedem Kontakt aus, und wir tragen die dabei erhaltene Punktzahl wie einen Laborwert in der Patientenakte ein. So haben wir einen Überblick darüber, wie sich das Krankheitsbild im Erleben des Patienten entwickelt. Auch wenn telemedizinische Kontakte zum Patienten genutzt werden, sind solche Tests nutzbringend. Normal ist für diesen Test übrigens ein Wert unter zehn Punkten, bei über zwanzig Punkte besteht weiterer Abklärungsbedarf.

Wie weit kommen Sie in sechs Minuten?

Ein zweiter Test, der die Leistungsfähigkeit der Lunge abfragt, ist der Sechs-Minuten-Geh-Test. Dieser Test misst, wie viele Meter Sie unter standardisierten Bedingungen in sechs Minuten zurücklegen können und fragt nicht nur die Leistungsfähigkeit der Lunge, sondern auch die der Muskulatur ab. Wie wir im COPD-Kapitel gesehen haben, ist das Zusammenspiel von Lunge und Muskelapparat von großer Bedeutung. Dieser simple Test, regelmäßig wiederholt, gibt daher wertvolle Hinweise, wie es um die aktuelle Leistungsfähigkeit Ihrer Lunge beschaffen ist. Für Ihr Smartphone gibt es diesen Test auch als App.

Der Ein-Minuten-Aufsteh-Test

Noch einfacher und schneller durchzuführen ist der Ein-Minuten-Aufsteh-Test. Hierfür nutzen Sie einen sicher an der Wand stehenden Stuhl mit einer Sitzhöhe von etwa 48 Zentimetern ohne Armlehnen. Ohne Zuhilfenahme der Arme gilt es, bis zur vollständigen Streckung der Kniegelenke aufzustehen und sich dann wieder hinzusetzen, und zwar so oft wie möglich innerhalb von sechzig Sekunden.

Sie sollten diesen Test nicht ausführen, wenn Sie sich unsicher fühlen oder wenn Sie Probleme mit ihren Kniegelenken haben. Auch für Menschen mit Problemen der Oberschenkelmuskulatur oder neurologische Erkrankungen ist dieser Test nicht geeignet. Für alle anderen gibt dieser ›Schnelltest‹ einen weiteren Hinweis auf den Zustand Ihrer Lungenfunktion und ist daher für Verlaufskontrollen geeignet.

In Studien schafften die meisten Patienten zwischen fünfzehn und zwanzig Wiederholungen pro Minute. Ist Ihr Wert besser, ist das wunderbar, bei Werten unter fünfzehn sollten Sie mit Ihrem Hausarzt darüber sprechen.

Der Hund-Gassi-Führ-Test

Ein besonders gut geeigneter alltäglicher Belastungstest, den ich Ihnen vorstellen möchte, läuft in unserer Praxis unter dem Stichwort HGF-Test: der ›Hund-Gassi-Führ-Test‹.

Grundsätzlich bin ich als Allergologe gegen die Haltung von Tieren. COPD-Patienten haben allerdings meistens keine allergischen Beschwerden, und außerdem genießt der Hund auch bei Allergologen inzwischen eine positive Ausnahmestellung.

Ein Hund braucht tagtäglich mehrfach Auslauf und schleift Herrchen und Frauchen mit, ob sie nun mögen oder nicht. Für gewöhnlich orientiert sich der Auslauf an bestimmten Wegpunkten, die meistens als Treffpunkt diverser Hunde bekannt sind. Das Laufen einer standardisierten Wegstrecke bietet ›im Vorbeigehen‹ die Chance, einen Tag-zu-Tag-Vergleich der körperlichen Belastbarkeit aufzustellen.

Besonders gut gelingt das, wenn eine Steigung in die Gassi-Strecke eingebaut wird. Hundebesitzer können so erstaunlich gut bewerten, wie es ihnen gerade geht. Natürlich gilt das für jeden anderen, der gewohnheitsmäßig eine bestimmte Strecke läuft oder mit dem Rad fährt.

Ich habe ja auch COPD, vor allen Dingen aber erhebliches Übergewicht, und kenne eine herrliche Steinpilzstelle, die nicht weit von meiner Wohnung entfernt ist. Sie liegt 150 Meter höher. Die regelmäßigen Kontrollen meiner Steinpilzstelle (meist erfolglos, es gibt dort aber auch Maronen-Röhrlinge und Parasole) zeigen mir, wie mein Trainingszustand gerade ist. Meist ist er zugegebenermaßen nicht so gut.

Offen gestanden rede ich ungern darüber mit meinem Hausarzt, weil dann die Empfehlung kommt, abzunehmen und mehr Sport zu treiben. Aber ich mache mir wenigstens keine Illusionen über meinen Zustand und fasse immer wieder den guten Vorsatz, ihn zu verändern. Und darauf kommt es zunächst einmal an, schließlich beginnt jede Veränderung mit einer Beobachtung. Das macht den HGF-Test so wertvoll.

Nur im Röntgenbild wird die Lunge sichtbar

Eine Untersuchung, die für den Lungenarzt nach wie vor von besonderer Bedeutung ist, möchte ich noch erwähnen. Die menschliche Lunge gehört zu den wenigen Organen, zu deren Untersuchung wir auf Röntgenstrahlen nach wie vor nicht vollständig verzichten können. Andere Organe wie beispielsweise Leber oder Nieren können durch Ultraschall oder eine Kernspintomografie untersucht werden. Bei der Lunge geht das leider nicht. Die Erklärung dafür lautet, dass Ultraschall und Kernspintomografie nur mit festen Organen funktionieren. Die Lunge enthält aber im wesentlichen Luft, und Luft kann man selbst mit den modernsten Verfahren der beiden angesprochenen Methoden nicht untersuchen. Im Ultraschall beispielsweise erzeugt Luft nur einen diffusen Nebel.

Bis heute versetzt uns nur das Röntgenbild in die Lage, eine Aussage über die Lungenstruktur zu treffen. Dafür benötigen wir Lungenärzte glücklicherweise nur geringe Mengen an Röntgenstrahlung, und dank der Technik gelingt es heutzutage auch. Insbesondere das Lungenkarzinom und die Lungenentzündung sind Erkrankungen, die ohne Röntgenbild nicht gesichert diagnostiziert werden können, deren Erkennung aber lebenswichtig ist. Bis auf Weiteres bleibt Röntgen also unverzichtbar.

Schnelltest Lungenfunktion

Die Messung der Lungenfunktion wird üblicherweise vom Kinderarzt, Hausarzt oder dem Lungenspezialisten durchgeführt. Es gibt hierfür unterschiedliche technische Geräte, die sich vor allem darin unterscheiden, dass über unterschiedlich komplexe Aspekte der Atmung Aussagen getroffen werden.

Einen sehr einfachen Test der Lungenfunktion beschreibe ich im Folgenden. Entstanden ist dieser Test aus dem früher weitverbreiteten Test, Kerzen in verschiedenen Abständen aufzustellen und auszublasen. Einfacher und weniger feuergefährlich ist es, stattdessen ein Blatt schwereres Papier umzublasen.

Am besten geht das mit einem DIN-A 4 Blatt aus Fotokarton (120 g), das einmal der Breite nach gefaltet wird und dann im Winkel von 120° auf eine ebene Unterfläche gestellt wird. Dahinter sollte ein nicht zu leichter Gegenstand gelegt werden wie beispielsweise ein Kugelschreiber oder ein dünnes Buch, um das Wegrutschen des Blattes zu verhindern.

Anschließend versuchen Sie mit einem Abstand von 2 m bei Männern oder 1,50 m bei Frauen, das Blatt umzublasen. Wenn man das schafft, kann man davon ausgehen, dass zumindest mehr als 50 % Lungenleistung vorhanden sind. Gelingt es nicht, kann das unter Umständen an der Pustetechnik liegen. Es schadet aber sicher nichts, beim nächsten Arztbesuch die Lungenfunktion kontrollieren zu lassen.

Männliche und weibliche Lungen unterscheiden sich etwas in der Leistungsfähigkeit, zu beachten ist, dass die Lungenleistung mit zunehmendem Lebensalter abnimmt, weshalb man für jeweils 10 Jahre 10 cm Abstand abziehen darf. Auch die Lunge von Kindern von Jugendlichen ist noch nicht so entwickelt wie die Lunge eines 20-jährigen, also ist auch hier eine Korrektur angebracht.

Der Test ist natürlich nicht so zuverlässig wie eine Lungenfunktionsmessung beim Arzt, er kann jedoch einen ersten Hinweis liefern und sollte im Zweifelsfall Anlass zu einer Lungenfunktionsprüfung sein.

12. Atemübungen für den Alltag

Unter atemerleichternden Körperhaltungen versteht man Körperhaltungen, in denen uns das Atmen vor allem bei Atemnot leichter fällt. Unsere Körperhaltung ist eng mit unserer Atmung verbunden. In einer eingeengten oder gebückten Haltung können wir auf Dauer nicht frei atmen. Atemerleichternde Körperhaltungen entlasten den Brustkorb vom Gewicht des Schultergürtels samt Kopf, indem die Arme aufgestützt werden. Gleichzeitig werden der Oberkörper und somit die Lunge gedehnt und die Bronchien weitgestellt. Ein weiterer günstiger Faktor ist, dass in einer atemerleichternden Körperhaltung Platz geschaffen wird für die Bauchatmung. Je nach körperlicher Konstitution wählen Sie die für Sie passende atemerleichternde Körperhaltung.

Die gängigste atemerleichternde Körperhaltung ist der sogenannte Kutschersitz. Dabei sitzen Sie wie ein Kutscher mit geöffneten Beinen und stützen Sie ihre Arme auf den Oberschenkeln ab, dadurch entlasten Sie Ihren Brustkorb vom Gewicht des Schultergürtels samt Kopf. Ihr Oberkörper und somit ganz automatisch ihre Lunge werden gedehnt und sie schaffen Platz für die Atmung. Atmen Sie aus über die Lippenbremse und wenn möglich ein über die Nase. Ihr Atem kann sich so leichter beruhigen. Im Alltag und unterwegs nutzen Sie Stuhllehnen, Geländer oder Schaufenster zum Abstützen.

So können Sie rasch Erleichterung erfahren. Wer im Bauchbereich etwas üppiger ausgestattet ist, findet im Kutschersitz nicht wirklich Erleichterung, da der Bauch gegen das Zwerchfell und den Brustkorb drückt und die Atmung zusätzlich behindert. Hier wäre zum Beispiel der Sitz mit den Händen hinter dem Gesäß angenehmer.

Lippenbremse und die Bedeutung des Ausatmens

Die Lippenbremse, auch ›dosierte‹ Lippenbremse genannt, ist die wichtigste Atemweise bei Atemnot. Sie sollte beim ersten Anzeichen einer Atemnot angewendet werden und auch bei körperlicher Anstrengung durch Belastung, zum Beispiel beim Treppensteigen, Bergaufgehen, Lastenheben und -tragen oder bei beschleunigtem Gehen. Gleiches gilt für Belastungen durch Stress und Hektik.

Beim Ausatmen mit der dosierten Lippenbremse liegen ihre Lippen lose aufeinander, und Sie atmen gegen den Widerstand der Lippen durch den Mund aus. Nicht zu lange und nicht forciert, so als wollten Sie einen Löffel heiße Suppe durch Pusten abkühlen oder Seifenblasen in die Sonne schicken.

Ausatmen heißt loslassen.

Können wir unsere Lunge trainieren?

Eigentlich arbeitet unsere Lunge, wie schon früher gesagt, gar nicht, denn sie hat keine eigene Muskulatur. Sie ist eingebettet in den Brustkorb, wird durch einen leichten Unterdruck im sogenannten Pleuraspalt entfaltet und folgt damit passiv den Bewegungen des Zwerchfells und des Brustkorbes.

Die Lunge kann also nicht trainiert werden. Was aber trainiert werden kann und sich sofort spürbar im Atem zeigt, ist das aufeinander abgestimmte Zusammenspiel der daran beteiligten Muskulatur, die dafür sorgt, dass wir atmen. Der wichtigste Muskel dabei ist das Zwerchfell, das den Brustraum vom Bauchraum trennt. Auch die Zwischenrippenmuskeln, die Bauchmuskeln, die Rückenstrecker, eigentlich die gesamte Muskulatur des Körpers steht in Wechselwirkung mit dem Atem. Vor diesem Hintergrund wird deutlich, dass wir die Funktion der Lunge sehr wohl trainieren können, immer im eigenen Maß und Tempo, denn ein trainierter Muskel arbeitet besser als ein untrainierter.

Übungsimpulse – Basics

Im Folgenden sind einige Übungsimpulse zusammengestellt, die leicht in den normalen Tagesablauf integriert werden können. Sie sollen den Alltag erleichtern, Ihre Körperwahrnehmung schulen, Ihre Lust am Atem oder Atmen wecken und allem voran Wohlbefinden schenken. Atemerleichternde Körperhaltungen, die Lippenbremse und ein schonendes Hustenverhalten bilden als Selbsthilfemaßnahmen das Fundament bei Atemwegserkrankungen und sollten immer dann zum Einsatz kommen, wenn Atemnot, Husten oder Auswurf (AHA) auftreten.

Die folgenden Übungsimpulse sind nur eine Auswahl an Übungen, es gibt wesentlich mehr, was Sie tun könnten. Bei Interesse stöbern Sie einfach auf der Internetseite des Berufsverbandes (www.bvatem.de) nach einem Atempädagogen oder einer Atemtherapeutin in Ihrer Nähe.
Da Atemübungen oft im Sitzen durchgeführt werden, ist es unerlässlich, sich eine geeignete Sitzmöglichkeit

zu beschaffen. Einfache Hocker sind praktisch, und mit entsprechenden Auflagen lässt sich die Sitzhöhe individuell anpassen. Diese sollte so gewählt werden, dass Ihre Füße auf dem Boden aufliegen und die Leistengegend nicht eingeengt wird. Sitzen Sie zu tief, staut meist die Leistengegend, sitzen Sie zu hoch, fehlt der Bodenkontakt.

Wählen Sie für Ihre Übungen einen ruhigen Platz und sorgen Sie dafür, dass Sie während der Übungszeit nicht gestört werden. Tragen Sie bequeme Kleidung, die nicht einengt, und warme Socken.

<u>Pendelnd schwingen:</u>

Leichte Schwing- und Pendelbewegungen fördern die Beweglichkeit und wirken lösend und entspannend auf Muskulatur und Gelenke.

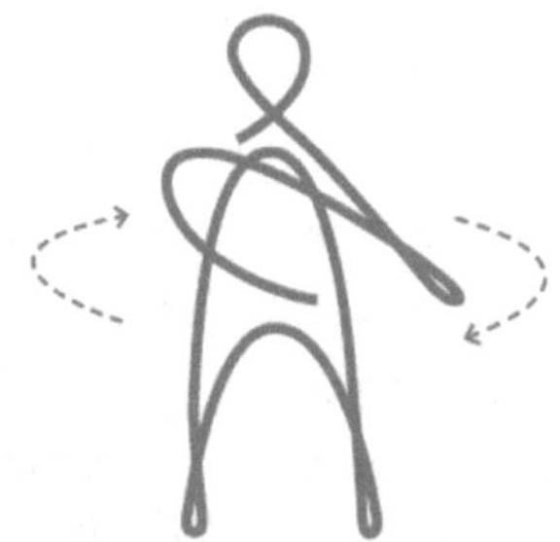

Übungsbeschreibung:

Beginnen Sie die Übung im Stehen in einem hüftbreiten Stand mit gelösten, nicht durchgedrückten Knien und Blick Richtung Horizont. Lassen Sie Ihre Arme locker um Ihren Körper pendelnd schwingen. Ihr rechter Arm schwingt vor Ihrem Körper nach links und gleichzeitig Ihr linker Arm hinter Ihrem Körper nach rechts und wieder zurück. Nun schwingen Ihre Arme wie von selbst um Ihren Körper. Ihre Hände dürfen dabei gerne locker auf der anderen Körperseite aufklatschen. Nach einer Weile lassen Sie die Bewegung langsam wieder ausschwingen und lauschen Ihrem Atem und Ihrer Stimmung nach.

Achtsames Achtern

Bewegungen in Form einer Achterschleife wirken harmonisieren und wohltuend auf Körper, Geist und Seele. Achterschleifen können Sie mit Ihren Händen einzeln oder gleichzeitig, Ihren Füßen, Ihrer Nase etc. ausführen.

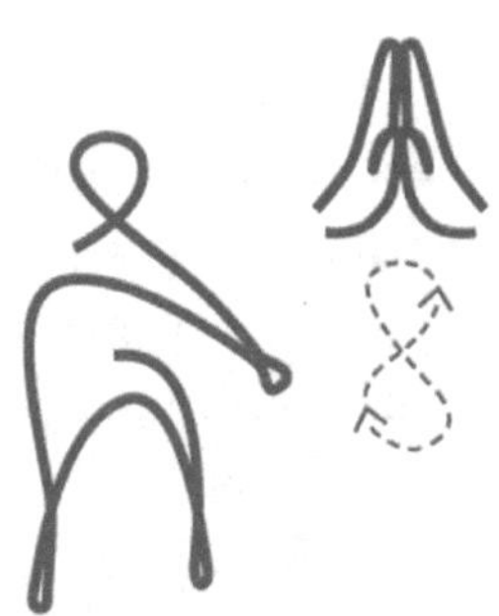

Übungsbeschreibung:

Üben Sie im Sitzen oder Stehen mit gutem Bodenkontakt Ihrer Füße. Legen Sie Ihre Hände Finger für Finger aneinander, sodass sich Ihre Handinnenflächen berühren und beginnen mit Ihren Händen eine liegende 8 zu malen. Die 8 kann mal größer, mal kleiner ausfallen, mal bauchiger, mal flacher. Gerne dürfen Sie nach einer Weile die Richtung wechseln. Wiederum nach einer Weile malen Sie die 8 vertikal in gleicher Weise.

Achten Sie beim ›Achtern‹ auf ein gemächliches Tempo, dem Ihr Atem leicht folgen kann.

Schwimmen an Land

Der Bewegungsablauf beim Brustschwimmen ist Ihnen vermutlich vertraut. Dabei wird die gesamte Muskulatur des Oberkörpers mobilisiert. Schon wenige Schwimmzüge an Land aktivieren sämtliche an der Atmung beteiligten Muskeln und trainieren so Ihre Lunge.

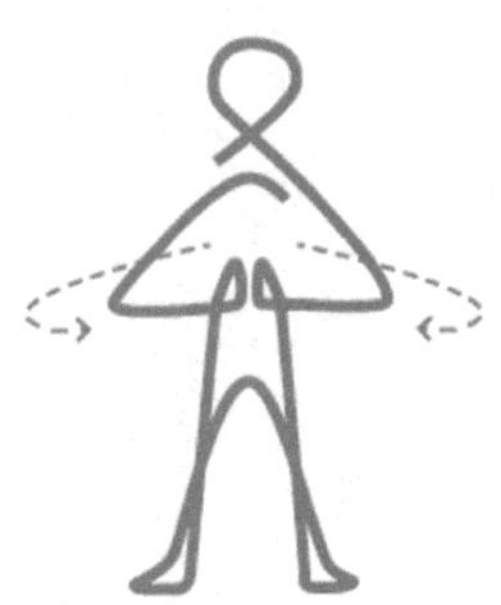

Übungsbeschreibung
Üben Sie im Sitzen oder Stehen mit gutem Bodenkontakt Ihrer Füße. Legen Sie auf Zwerchfellhöhe Ihre Handinnenflächen aneinander und starten Sie mit der Brustschwimmbewegung. Achten Sie darauf, dass sie Ihre Schultern unten lassen und schwimmen Sie langsam und wohlig in gleichmäßigem Tempo. Gerne darf Ihr Körper die Bewegung unterstützen, Ihr Oberkörper geht dabei vor und zurück. Ihr Atem begleitet die Bewegung ruhig und gleichmäßig.

***

Die drei Übungen sind eine Kostprobe aus dem umfangreichen Fundus der Atemtherapie. Vielleicht gibt es auch in Ihrer Nähe eine Atemtherapeutin oder einen Atemtherapeuten, deren Hilfe Sie in Anspruch nehmen können. Gegebenenfalls kann der Hausarzt oder ihr Lungenfacharzt Ihnen dafür ein Rezept ausstellen.

13. Telemedizin

Machen wir uns nichts vor, die Welt um uns herum unterliegt einem schnellen Wandel, die Digitalisierung unseres täglichen Lebens ist nicht aufzuhalten und wird auch die Pneumologie revolutionieren. Schon heute ist es möglich, ohne zusätzlichen Aufwand medizinisch relevante Daten zu Herzfrequenz, Blutdruck, Sauerstoffsättigung, Gewichtsentwicklung und Bewegung in allen Variationen zu erfassen und auf Abruf zu speichern. Diese Daten durch ›intelligente‹ Algorithmen aufzuarbeiten und mit gezielten Fragestellungen auszuwerten, ist nur eine Frage des Wollens, nicht des Könnens. Auch für eine handygestützte Erfassung der Lungenfunktion, der Inhalationshäufigkeit von Medikamenten, der Belastung mit Umweltschadstoffen und ähnlichem sind bereits technische Lösungen verfügbar. Diverse Analysemöglichkeiten über handygestützte Sensoren werden bereits erprobt, von differenzierten Entzündungsparametern bis hin zu Tumorzellen.

Ein gutes Beispiel dafür liefert die Schlafmedizin. Moderne Schlafgeräte verfügen heute über die Möglichkeit Nacht für Nacht die Daten auf einen gesicherten Server zu übertragen. Dies hat mehrere Vorteile. Zum einen überprüft eine Software Nacht für Nacht die Daten auf Plausibilität. Fällt beispielsweise plötzlich der Druck ab, hat der Patient wieder vermehrt Atemaussetzer, oder

kommt es zu technischen Problemen, wird er davon informiert und kann für Abhilfe sorgen.
Vor allem kann ich als Schlafmediziner im Rahmen meiner Videosprechstunde die Daten abrufen und mit dem Patienten besprechen. Angesichts des Umstandes, dass unsere Praxis einen Einzugsbereich von mehr als 100 km hat, ist das für den Patienten oder die Patientin ein Riesenvorteil. Sie müssen nicht während der Woche einen Arbeitstag opfern, um in unsere Praxis zu kommen, die Daten auslesen und bewerten zu lassen, wir können das im Rahmen der Videosprechstunde lösen. Auch für Patienten mit schwerer COPD oder anderen Lungenerkrankungen, die die Mobilität einschränken, ist die Videosprechstunde eine hervorragende Möglichkeit, in Kontakt mit der lungenärztlichen Praxis zu bleiben.
Es gibt einfache Möglichkeiten, zu Hause Lungenleistung und Sauerstoffgehalt im Blut zu messen. So kann ich mir ein Bild über den Verlauf der Erkrankung machen, die Situation mit dem Patienten besprechen und gegebenenfalls ein Rezept für benötigte Medikamente übersenden.

Von all dem hätte man vor einigen Jahren noch nicht zu träumen gewagt. Vor dem Hintergrund, dass es immer weniger Fachärzte gibt, die sich immer häufiger in größeren Gemeinschaftspraxen oder medizinischen Versorgungszentren in den Städten konzentrieren, ist die Nutzung telemedizinischer Möglichkeiten gerade für Patienten mit chronischen Erkrankungen zunehmend von großer Bedeutung.
Die technischen Möglichkeiten, die wichtigsten Lungenerkrankungen durch smarte Indikatoren im Verlauf zu steuern, bestehen. Auch die Software hierzu existiert.

Junge Menschen haben heute keine Probleme mehr damit, ihr Leben auch in diesem Bereich offenzulegen, wir Älteren neigen dazu, die datenrechtliche Seite mit Sorge zu sehen. Wir sollten die Vorteile abwägen und unter Einbeziehung des notwendigen Datenschutzes auch nutzen.

Quellenangaben

1 Deutsche Herzstiftung: „Feinstaub kann das Herzinfarkt- und Schlaganfall-Risiko erhöhen." Verfügbar unter: https://www.herzstiftung.de/Aktuelles/Feinstaub-Risiko-Herzinfarkt-Schlaganfall.html

2 Deutsche Gesellschaft für Pneumologie und Beatmungsmedizin (DGP): ›Feinstaub und Luftverschmutzung: Auswirkungen auf die Atemwege.‹ Verfügbar unter: https://www.lungenaerzte-im-netz.de/news-archiv/meldung/article/feinstaub-und-luftverschmutzung-auswirkungen-auf-die-atemwege/

3 European Environment Agency (2022) Air quality in Europe 2022.

4 Hamaoui-Laguel L, Vautard R, Liu L, et al.: Effects of climate change and seed dispersal on airborne ragweed pollen loads in Europe. Nature Clim Change 2015; 5: 766–77. CrossRef

5 C. Witt et al., Auswirkungen von Klimaveränderungen auf Patienten mit chronischen Lungenerkrankungen. Dtsch Arztebl Int 69:2;::6(2:-26): 3;3-3V.

6 Cecchi L, D'Amato G, Ayres JG, Galan C, Forastiere F, Forsberg B, Gerritsen J, Nunes C, Behrendt H, Akdis C, Dahl R, Annesi-Maesano I: Projections of the effects of climate change on allergic asthma: the contribution of aerobiology. Allergy September 2010; 65 (9): 1073–81. DOI: 10.1111/j.1398–9995.2010.02423.x. Epub 17. Juni 2010. PMID: 20560904 CrossRef MEDLINE

7 Escalante, G. et al. (2018). C-Reactive Protein and Procalcitonin for the Discrimination of Bacterial and Viral Etiology in Acute Respiratory Infections. Frontiers in Pediatrics, 6, 170.

Rhee, C. et al. (2017). Antibiotic Prescribing for Adults with Acute Bronchitis in the United States, 1996-2010. JAMA, 315(17), 1864-1873.

Pulcini, C. et al. (2017). European survey on principles of prudent antibiotic prescribing teaching in undergraduate students. Clinical Microbiology and Infection, 23(4), 277-283.

8 Stiemsma, L. T. & Michels, K. B. (2018). The Role of the Microbiome in the Developmental Origins of Health and Disease. Pediatrics, 141(4), e20172437.

Tischer, C. G. et al. (2019). Exposure to Environmental Microorganisms and Childhood Asthma. The New England Journal of Medicine, 381(15), 1378-1387.

9 European Centre for Disease Prevention and Control/WHO Regional Office for Europe: Tuberculosis surveillance and monitoring in Europe. https://www.ecdc.europa.eu/en/tuberculosis/surveillance-and-disease-data/annual-tb-surveillance

10 Deutsche Gesellschaft für Pneumologie und Beatmungsmedizin e.V. (2020). S1-Leitlinie: Diagnostik und Therapie der idiopathischen Lungenfibrose. Weissbuch Lunge 2023 – deutsche Gesellschaft für Pneumologie und Beatmungsmedizin.

11 Deutsche Gesellschaft für Pneumologie und Beatmungsmedizin e.V. (2020). S1-Leitlinie: Diagnostik und Therapie der idiopathischen Lungenfibrose. Weissbuch Lunge 2023 – deutsche Gesellschaft für Pneumologie und Beatmungsmedizin

12 Bergmann KC, Heinrich J, Niemann H: Current status of allergy prevalence in Germany: Position paper of the Environmental Medicine Commission of the Robert Koch Institute. Allergo J Int 2016; 25: 6–10. DOI: 10.1007/s40629–016–0092–6. Epub 11. Februar 2016. PMID: 27069844; PMCID: PMC4792334 CrossRef MEDLINE PubMed Central

13 Hellmann A.: Asthma aus dem Auspuff, in Gloning H., Böse S.: Gesundheitsrisiko Auto, Mabuse Verlag, 1995, ISBN 3-925499-87-3

14 https://www.uk-erlangen.de/presse/pressemitteilungen/ansicht/detail/wie-vitamin-d3-bei-allergischem-asthma-hilft/

15 Deutsche Gesellschaft für Pneumologie und Beatmungsmedizin e.V. (2020). S1-Leitlinie: Diagnostik und Therapie der idiopathischen Lungenfibrose. Weissbuch Lunge 2023 – deutsche Gesellschaft für Pneumologie und Beatmungsmedizin

16 Gottlieb, D. J., Yenokyan, G., Newman, A. B., O'Connor, G. T., Punjabi, N. M., Quan, S. F., ... & Shahar, E. (2010). Prospective study of obstructive sleep apnea and incident coronary heart disease and heart failure: the sleep heart health study. Circulation, 122(4), 352-360

17 Bundesministerium für Verkehr und digitale Infrastruktur. (2019). Unfallentwicklung auf deutschen Strassen 2018. Verfügbar unter: https://www.bmvi.de/SharedDocs/DE/Anlage/VerkehrUndMobilitaet/Strasse/unfallentwicklung-auf-deutschen-strassen-2018.pdf?__blob=publicationFile

18 Lopez-Leon, S., Wegman-Ostrosky, T., Perelman, C., et al. (2021). „More than 50 Long-term effects of COVID-19: a systematic review and meta-analysis." Scientific Reports. 11, 16144.

19 Gloeckl, R., Leitl, D., Jarosch, I., Schneeberger, T., Nell, C., Stenzel, N., Vogelmeier, C., Kenn, K., Koczulla, A. R. (2021). „Benefits of pulmonary rehabilitation in COVID-19 – a prospective observational cohort study." ERJ Open Research, 7(2), 00108-2021

Grafiknachweis

Bund der Pneumologen: S. 11; S. 12; S. 58; S. 102;

Dr. Michael Barczok: S. 18; S. 21; S. 23; S. 115; S. 186

Susanne Menrad-Barczok: S. 266; S. 267

Inhalt

Elisabeth König

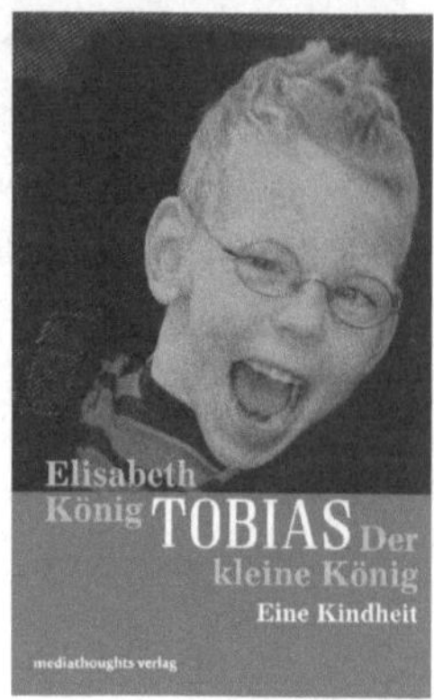

Tobias - Der kleine König
Eine Kindheit

ISBN: 978-3-947724-45-1
Hardcover

Nur wenige Stunden nach seiner Geburt wurde der kleine Tobias mit dem Hubschrauber in die Kinderklinik nach Friedrichshafen geflogen. Es sollte der erste von vielen Krankenhausaufenthalten in seinem Leben werden.

Tobias hatte einen Herzfehler, erlitt während der Geburt einen Sauerstoffmangel und entwickelte kurz darauf eine schwere Lungenentzündung. Die Ärzte rangen tagelang um sein Leben.

Elisabeth König beschreibt in ihrem Buch authentisch und berührend zugleich das Leben ihres schwerbehinderten Sohnes Tobias, den man in der Klinik immer „der kleine König" nannte. Sie schildert die Belastungen ebenso wie die Bereicherung, die Tobias mit seiner Fröhlichkeit und seinem ganzen Wesen für die Familie bedeutete.
Das Buch entstand aus einzelnen, jährlichen „Berichten", die die Mutter für die Familie sowie für Freunde, Ärzte und Therapeuten erstellte.

Erscheint am 05. September 2023

Vicente Blasco Ibanez

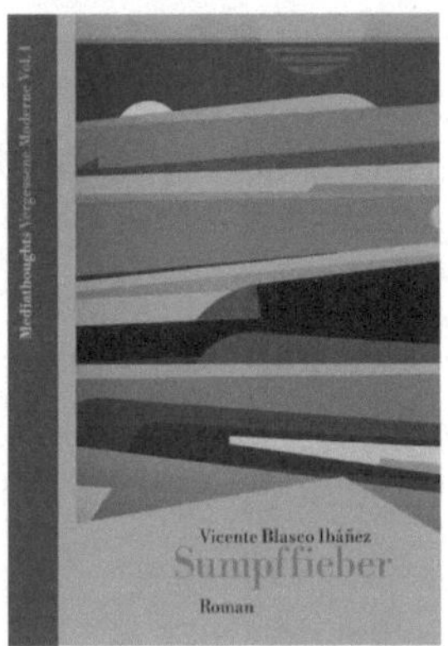

Sumpffieber

Übersetzung von Otto Albrecht van Bebber

ISBN: 978-3-947724-46-8
Hardcover
Edition Vergessene Moderne No 1

›Sumpffiebe‹ ist der letzte seiner Romane, die in der ›Huerta‹ spielen, einem landwirtschaftlichen Gebiet in der Nähe Valencias, das die maurischen Kolonisatoren geschaffen hatten, um Kulturen wie Reis, Gemüse und Orangen mit Hilfe eines sorgfältig geplanten Bewässerungssystems anzubauen. Er verquickt hier eine dramatische Liebesgeschichte mit der dramatischen und sich selbst vernichtenden Macht des Geldes.

Ibanez selbst hielt diesen Roman für seinen künstlerisch gelungensten, auch wenn ihm bisweilen der Vorwurf gemacht wurde, bei seinen didaktischen Elementen eine schwerfällige Hand zu haben.

Die Edition „Vergessene Moderne“ wird künstlerisch von dem Ulmer Zeichner, Grafiker und Schriftsteller Florian L. Arnold gestaltet

Erscheint am 05. September 2023

Thomas Michael Glaw

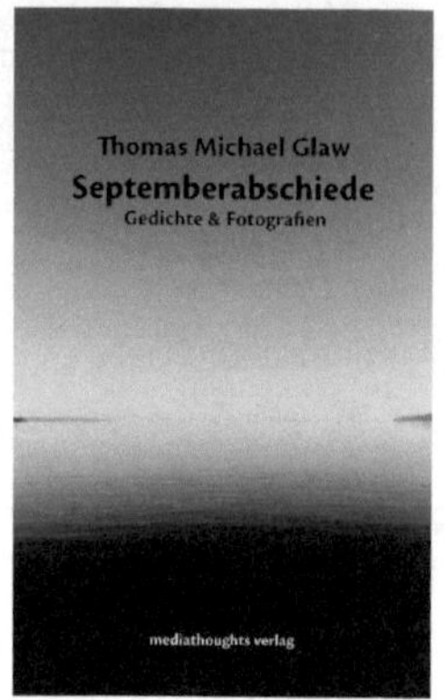

Septemberabschiede
Gedichte und Fotografien

ISBN: 978-3-947724-23-9
Klappenbroschur

Überrascht von Tod seiner Mutter, den er zwischen Abfluggate und Flugzeugtür mitgeteilt bekam, schrieb Thomas Michael Glaw noch auf dem Flug nach München erste Gedichtskizzen nieder.

In diesem Band findet sich seine Spurensuche nach der Mutter, der Liebe, dem Vergehen und dem Wandel. Die Gedichte werden durch Schwarz-Weiß-Fotografien des Autors ergänzt.

Thomas Michael Glaw

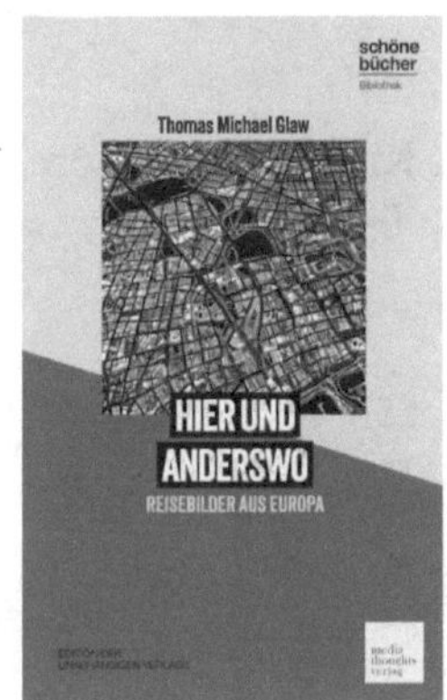

hier und anderswo

Reisebilder aus Europa

ISBN: 978-3-947724-41-3

Hardcover

Thomas Michael Glaw betrachtet europäische Metropolen und die Menschen, die dort leben, mit den Augen des Fotografen und dem ihm eigenen britischen Humor. Neben einem Abgesang auf seine Münchner Wahlheimat finden sich Betrachtungen zu italienischen Charakteren, Ostberliner Zuckerbäckerstil, einem Zug nach Prag voller Betrunkener und viel irische Landschaft.

Stets nachdenklich und mit einem hintergründigen Lächeln macht er seinen Leserinnen und Lesern Appetit, selbst den Zug oder das Flugzeug zu besteigen.

Erscheint am 01. September 2023

Das Buch ist Teil der Schöne-Bücher-Bibliothek in der Edition der unabhängigen Verlage.

Arno Kerr

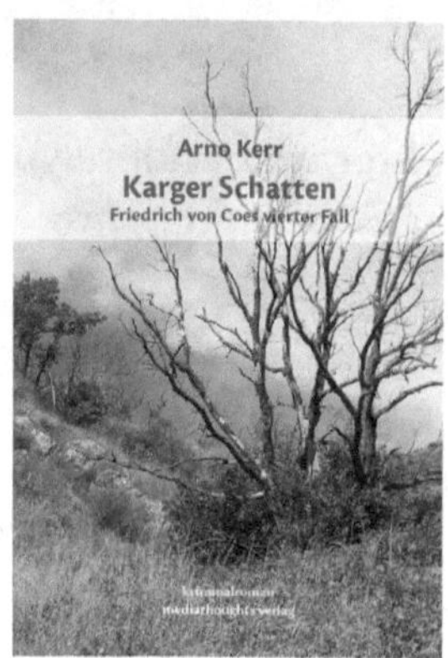

Karger Schatten

Friedrich von Coes vierter Fall

ISBN: 978-3-947724-27-7
Klappenbroschur

Ein Spaziergänger entdeckt den merkwürdig verkrümmten Körper eines toten, jungen Afrikaners im botanischen Garten. Die Polizei findet keine Spuren und der Gerichtsmediziner steht vor einem Rätsel. Nur eine Kleinigkeit stört Doktor Bildermann.

Pater Aristide Ateba fürchtet um seine Gesundheit, und das Team um Hauptkommissar Friedrich von Coes beginnt in einem Geflecht aus afrikanischen Mythen, einem unheimlichen Mörder und einem blutigen, finanziellen Hintergrund zu ermitteln.

Erscheint am 05. September 2023

Thomas Michael Glaw

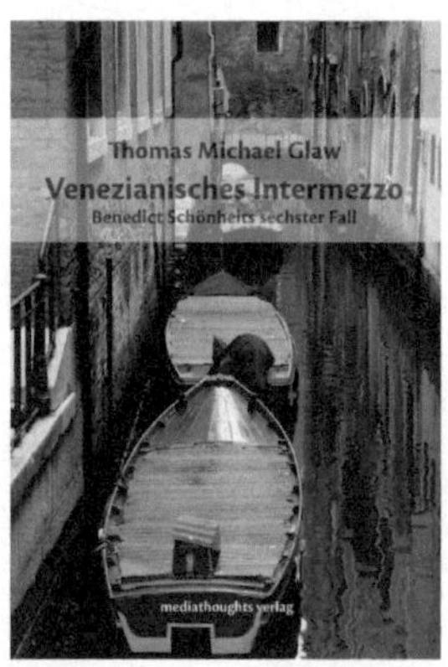

Venezianisches Intermezzo

Benedict Schönheits sechster Fall

ISBN: 978-3-947724-23-9
Klappenbroschur

»Sie haben deinen Bruder verhaftet!« – Einige Stunden nach diesem Anruf seines Vaters sitzt Kriminalrat Schönheit im Flugzeug nach Venedig, wo sein Bruder Jean-Baptiste wegen Mordverdacht in Untersuchungshaft sitzt.

Trotz eines entgegenkommenden italienischen Kollegen, entwickelt sich der Fall für Benedict Schönheit schnell zur Gratwanderung zwischen Ermittlung und Einmischung in venezianische Angelegenheiten – besonders nachdem ein weiterer Toter gefunden wird.